好孕來了！

婦產科主治醫師全方位解析
男／女不孕及人工生殖
＋
不孕症中醫調養秘訣

周佳謙、周奎銘、吳宜芳 ◎著

周天給 ◎審訂

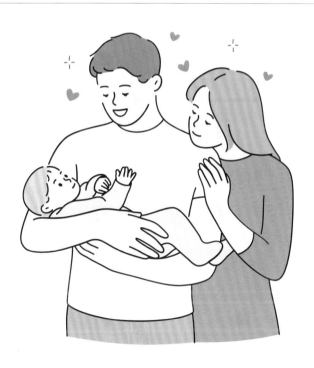

目　錄

PART I

女性不孕 *22*

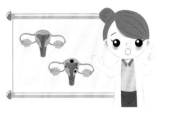
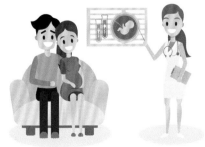

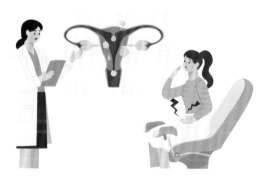
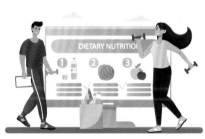

目 錄

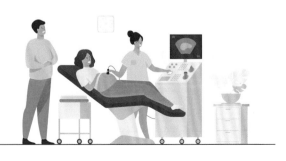

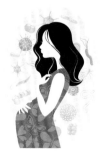

PART II

男性不孕 *116*

目 錄

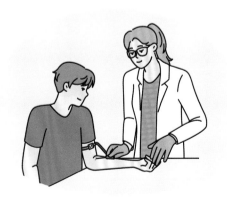

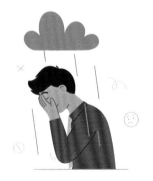

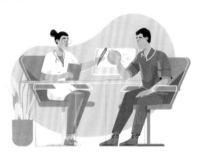

PART III

人工生殖助好孕 *164*

目 錄

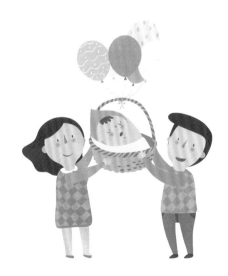

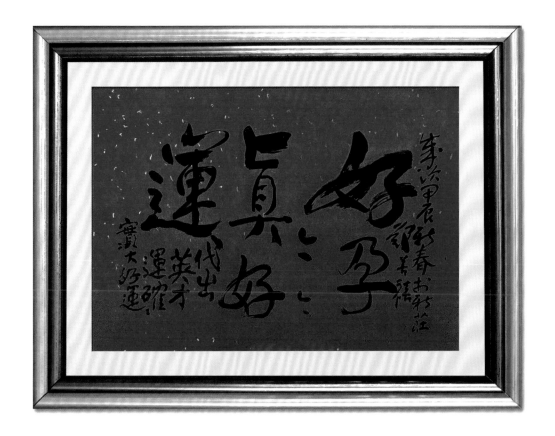

書畫家簡介 鄭善禧

- 當代書畫家
- 1932年出生於福建漳州，1950年移居台灣
- 曾任台中師專教授、國立台灣師範大學美術系教授暨榮譽教授
- 第一屆國家文藝獎美術類得主
- 作品兼具臺灣本土色彩與傳統詩、書、畫的涵養，同時又有西洋繪畫的造形、色彩，並蘊含來自民間藝術的俚俗野趣

　　《好孕來了！》是一本涵蓋中西醫學知識的綜合性書籍，由人工生殖專家和資深中醫師合作編寫。這本書的核心內容圍繞著不孕症的各個層面，從生理到心靈，不僅介紹了臨床的醫療經驗和方法，更融入了作者們豐富的醫學知識及個人經歷。

　　首先，這本書作者群用深入淺出的專業知識介紹中西醫的臨床經驗和療法，使其成為一本有深度和廣度的好書。書中匯聚了豐富的不孕症知識，包括生殖的生理病理和身心的療癒，每個篇章都如同錦囊妙計般為讀者指引前進的方向。

　　其次，作者們心懷抱負，用心撰寫，將精子、卵子和結合的胚胎各層面描繪得溫馨動人。透過患者和醫生之間的對話，溫暖的文字伴隨讀者走過迷茫的日子。故事中交織著憂心、挫折、勇氣和笑容，真實描繪了不孕之路，為讀者帶來心靈上的鼓舞。這本書除了是一本醫學指引，更是一份溫暖陪伴的禮物。

　　再者，這本書也是一本充滿溫馨的故事集，涵蓋了夫妻和對未來寶寶的愛，這種愛不僅是書中文字的力量，更是讓讀者堅持走下去的動力。作者們共同傳達的信息是不要輕言放棄，儘管不孕之路艱辛，只要心中有著對生命和家庭的熱愛，並且相信奇蹟，這本書將為讀者指點和照亮前行的路程，帶給不孕症患者希望和信心，最終必將迎來如願以償的幸福曙光。

名言道「生活的目的，在增進人類全體之生活；生命的意義，在創造宇宙繼起之生命」，作者們似乎也正朝向這個偉大目標做出卓越貢獻，個人對此由衷感佩！《好孕來了！》是一本充滿希望、知識和愛的綜合性書籍，為不孕夫婦提供了全面的支持和指導，成為他們邁向生育成功之路的良師益友，個人在此鄭重推薦！

林明輝

（馬偕紀念醫院醫務專員/不孕症科暨生殖醫學中心主任）

　　2022年7月，收到天給婦產科院長周天給醫師的邀請，為他的新書《溫馨小孕語》寫了一篇序文，時隔一年半，欣聞周院長的公子、媳婦及千金，即將再為不孕症困擾的民眾及患者，提供寶貴經驗及醫藥新知的分享，並且再次邀請我為這本《好孕來了！》寫新書序文，實感榮幸，也非常期待這本書的出版。

　　我的公共衛生博士學位論文，即是以研究環境毒物對婦女不孕症的影響為主題，從分析生育年齡婦女的血液及頭髮採樣中，發現環境或食物中的有害物質確實會提高婦女不孕的風險；另外，在我從事營養師20多年的工作歷程中，也注意到飲食或營養品的補充對於助孕，也確實能提供正面助益。

　　孕育下一代是一件多麼充滿希望、期待和奇蹟的過程，除了透過醫學上的檢驗結果來找出不孕的原因，並協助訂定精準的生育計劃。近年來，人工生殖技術的進步，讓許多懷孕困難的患者能夠順利懷孕生子。

　　話雖如此，不孕的原因也非如此簡單，反而經常是極為複雜！除了男女雙方的生理問題，也牽涉到許多心理、情緒、壓力、晚婚、甚至性觀念開放等因素的影響。我也曾經遇過幾位深受不孕之苦的患者及親朋，在期待懷孕過程中各種不為人知的酸甜苦辣與淚水，以及其中經歷挑戰的勇氣與堅持，經常讓我深深為之動容與佩服。日常的養生保健、健康飲食、中藥調理，加上精準的生殖計劃及醫療技術，都能幫助懷孕之路更加省心省力！

　　台灣不孕症比例高達10%～15%，也就是大約每七對夫妻中就有一對不孕，所以，正有無數夫妻，也都和你/妳一樣，步在找尋能成功懷

孕的幸福之路上！專業的生殖醫療技術日新月異，能夠藉由本書全面了解女性不孕、男性不孕的各種可能原因及解決或調理方式，確實是期待通往生育之路男女的寶典。

尤其本書除了兩位權威又經驗非常豐富的婦產科專科醫師以及資深中醫師，結合中西醫的臨床經驗，做全方位的解析說明，絕對可以做為不孕夫妻的最佳好讀、易懂的醫學指南。許多有關不孕的疑難雜症問題與挑戰，都可以在書中一一找到解答，讓你/妳在這場艱辛的路途上，帶來更多的信心與力量。

對不孕夫婦而言，求子之路是一場愛的旅程，縱然每對夫妻都會面臨生活與關係中的許多挑戰，但有本書的陪伴，你/妳並不孤單，有這麼充滿愛與關懷的中西醫醫療團隊提供專業又實用的觀點，並且透過深入淺出的筆觸釋疑解惑，絕對可以帶來重大的鼓勵與支持，為你/妳的旅程充電，提高能量與信心。

期待本書的出版，更期待所有關心不孕議題的好朋友，能持續用愛、感恩、包容與理解，擁抱走進你/妳生命的人、事、物，也期盼在往目標前進的歷程中，創造更多熱情的生命能量。

不僅好「孕」來了，好「運」也跟著來了！

雷小玲

（台北醫學大學公共衛生博士/資深營養師）

　　當我溫讀這本書時，我想到您可能的心情——期待、希望和害怕，所有這些情緒交織在一起，正是那一幅幅為等待懷孕的畫面。不孕可能是一條艱辛的路程，但也會是充滿希望和奇蹟的旅程。看完此書全部內容，我堅信《好孕來了！》這本書，將會帶給您好運，讓您心想「孕」成。

　　這本書，是由兩位人工生殖專家與一位資深中醫師合著，可稱集精華於一書。此書以專業知識做底子，介紹了中西醫的臨床經驗和方法，可說是具有深度與廣度的一本好書，相信會為您打開一扇通往生育之路的大門。在這本書中，雖然有些段落看似寥寥數語，但都是作者們深刻臨床經驗的結晶，相信會指引您走向成功的生育之路。

　　《好孕來了！》可說是一本醫學指南，蒐羅很廣泛，也用心地要讓遙遙相望的精子與卵子能夠成功的結合在一起，可見作者們內心深處的抱負，真是很令人感動。作者們用心書寫每一句話，每一個建議，都是從她/他們自身的經歷和豐富的醫學知識中來的。她/他們不僅理解了不孕夫婦的身體生理，更深刻地理解您們的內心。在這裡，您的步履不會孤單，因為有一個深知您需求的朋友陪伴在您身邊。

　　這本書不僅僅是一本知識寶庫，更是一本鼓舞心靈的經典。作者更透過在診間與患者的對話，用書中溫暖的字句，伴您閱讀。也許，文章敘述的情景，可能會偶然跟您的情況湊巧，藉此也可近距離地解決您所面臨的問題。這些故事也告訴我們，不孕不是絕望的終點，而是一個新的起點。

從這本書中，您們將會看到許多愛的故事，可以彼此得到撫慰。這種愛溫暖著每一個字，每一個句子，相信它會是您堅持走下去的力量，也是您最終獲得幸福的源泉。因此，我真心地把此書介紹給您，相信非常有大用，值得您擁有，也是值得讓大家閱讀的一本書。

　　每當我讀完這書中的每一篇，便會進入沉思，玩索它是帶來什麼啟示。現在，我想鼓勵您們，雪萊說：「如果冬天來了，春天還會遠嗎？」真的，好孕不難，只要您肯等。願這本書可指引您們在克服不孕困境的旅途上，找到一條光明的道路。

　　《好孕來了！》這一本書的名字也是一句祝福。盼您很快能達成心願，讓好孕如期而至，擁抱生命的歡欣。

周天給醫師 謹誌

（前台灣婦產科醫學會醫療政策暨資訊委員會召集人、
中華民國醫師公會全國聯合會醫事法規委員會委員、
天給婦產科診所院長、《溫馨小孕語》作者）

　　利用這個機會，我先向《好孕來了！》這本書的讀者朋友們打聲招呼，在此同時也獻上我的真摯祝福。願這本書能成為您克服不孕旅程的一本醫學指南，更是一份溫暖的陪伴，與我們共同走出不孕之路。

　　我知道，一直渴望擁有自己小孩的您們，不孕路上遭遇的挫折是無法用言語形容的。它可能令您們感到苦悶，失去信心，甚至讓您們對未來產生疑慮。本書是為了重新點燃您們心中的希望之火，讓您們能看到生命的奇蹟。

　　這本書會提供一些臨床故事，及與之相關的最新醫學知識和治療方法。此書的內容分為三大部分，第一部分專述女性不孕的問題，第二部分是探討男性不孕的林林總總，第三部分則是帶進人工生殖助孕的領域。書中的每個文字都會充滿關心和鼓勵，願它是您能信賴的朋友，成為您生育希望的明燈。

　　讓我們一起攜手揮別不孕帶來的苦澀辛酸，一起尋到帶來幸福的門鑰。願這本書為您們帶來信心和力量，願您們早日擁有自己的寶寶──有個被期待和被愛包圍的小生命。

衷心祝福您們「好孕」，願這本希望之書為您們帶來無盡的光明和溫暖。

周佳謙醫師 敬上

　　當坐在書桌前，開始寫這本書的自序時，心中感受到一股強烈的情感湧上心頭。一個深切的心願，希望這本書能幫助您們實現夢想，擁抱生命。

　　《好孕來了！》希望從一本專業的醫學書籍出發，也給予想孕夫妻一份溫情的陪伴。回想我寫作這本書的動機，源於我自身的醫學背景和對難孕夫婦的關心。在臨床實踐中，我見證了太多難孕夫婦的艱辛，看到了他們的淚水和堅韌。我深知不孕症是一段充滿挑戰的過程，但也是一段充滿希望和愛的旅程。

　　這本書旨在為您們提供知識，給予建議，引領您們走上育孕之路。希望您們能透過這本書，更深入地了解自己的身體，找到合適的方法來克服難孕，並最終實現懷孕的願望。

　　我誠摯地將這一份充滿信心和希望的禮物，送給所有夢想成為父母的人們。在這本書中，有許多關於不孕症的醫學知識，從生殖器官的解剖到生育的生理過程，一切都有詳細的解釋。雖然對各問題都有深入的闡述，但我更希望您們能理解，不孕症不僅僅是生理上的問題，更是一個心靈的挑戰，這是一個需要您們齊心協力，彼此支持的旅程。

真的，每一對不孕夫婦都有自己獨特的故事，每個故事都值得被聽見，被理解。我在這本書中分享了一些真實的故事，希望能給您們帶來啟發和鼓勵。在這些故事中，您們將看到的不僅有挫折和痛苦，更有堅韌和希望。這就是不孕之旅的真實寫照。

　　最後，我想對您們說，不要放棄。不論面臨多大的挑戰，不論這段旅程有多艱辛，只要您們心中仍然燃燒著對生命的熱愛，對愛的渴望，就請勇敢地走下去。這本書將會陪伴著您們，為您們提供支持和指引，好讓您們早日擁抱可愛的寶寶。

　　在此祝福，願您們的夢想成真！

周奎銘醫師 敬上

相信您一定非常期待和憧憬，想要瞭解《好孕來了！》是怎樣的一本書。本書是我們醫療團隊的兩位不孕症西醫專科醫師，以及心宇中醫多年來在中醫領域深耕的心得，也是對所有渴望擁有一個健康寶寶的不孕夫婦們的一份誠摯回饋。

作為一位中醫師，我一直以來都堅信著中醫學的卓越精妙，它的智慧來自千百年來的實踐和經驗，尤其在生育和婦科健康方面，中醫學有著獨特的見解和療法。不孕症對於每個家庭而言都是一個極具挑戰的問題，它不僅考驗著身體的健康，更深深影響著夫妻之間的情感和家庭的和諧。因此，我和兩位不孕症西醫專科醫師共同撰寫這本書，希望能夠透過中/西醫的智慧，幫助更多夫婦實現他們的生育夢想。

此書將帶領您們進入中/西醫整合的世界，深入探討不孕症的各種原因和中/西醫治療的方法。您們可以在此書中了解到中醫對於生育的獨特觀點，包括養生保健、飲食調理、針灸治療和中藥輔助等方面的知識。我在書中都有詳細解釋中醫如何平衡身體的氣血，調節內分泌系統，增強子宮環境，從而提高懷孕的機會。

本書還分享了一些中/西醫結合治療成功的真實故事。我深知不孕症對每位患者都是個人和敏感的話題，事實上也有不少人面臨同樣的問題。在這本書中，也敘述無數的夫婦曾經歷過不孕的痛苦和翻騰，但他們最終都實現了生子的夢想。我希望這本書能夠帶給您們實用的建議和指導。

　　最後，我要感謝所有支持我們完成這本書的人，包括我的家人，以及所有為不孕夫婦提供支持和幫助的團隊。願這本書能夠成為不孕患者寶貴的資源，幫助您實現美滿的夢想。

　　衷心祝福您們好孕如願！

中醫師吳宜芳 敬上

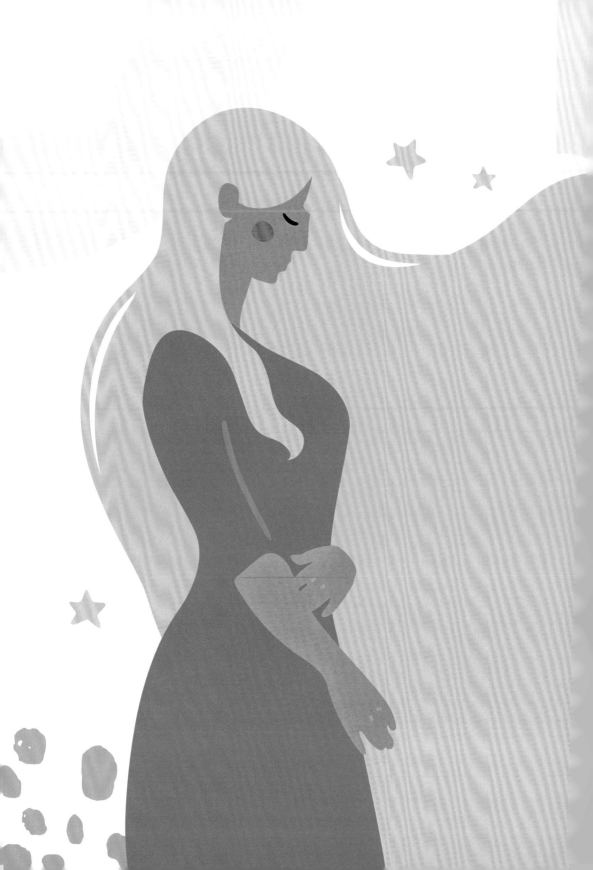

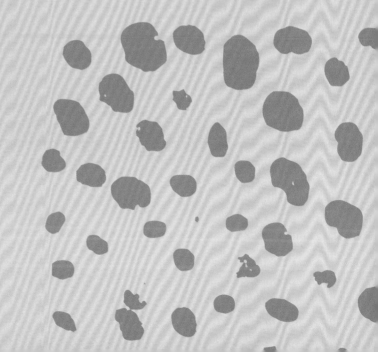

PART
I

女性不孕

① 認識女性不孕症

32歲的怡如患有月經不規則和經痛的症狀，而有著不孕的困擾。怡如去尋求婦產科醫師的幫助，在醫生的陰道超音波檢查下，發現怡如有多囊性卵巢，且合併有右側卵巢巧克力囊腫。

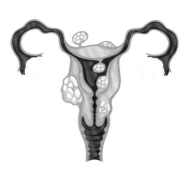

醫生說：「常見女性不孕的原因有下列情形：子宮的問題（如子宮結構異常、子宮肌瘤、子宮肌腺症、子宮腔黏連等）、卵巢的問題（如多囊性卵巢、巧克力囊腫、卵巢早衰等）、輸卵管的問題（如輸卵管阻塞等）、荷爾蒙的問題（如甲狀腺機能異常、高泌乳激素症等）、骨盆腔沾黏（如子宮內膜異位症、腹腔手術後沾黏等），及其他因素（如壓力大、高溫環境下工作等）。」

醫生又說：「女性不孕的檢查包括以下幾項：排卵與荷爾蒙問題的檢查（荷爾蒙檢查、基礎體溫測量等）、子宮與輸卵管問題的檢查（陰道超音波、子宮輸卵管攝影檢查、子宮鏡與腹腔鏡檢查等）、子宮頸問題的檢查（子宮頸披衣菌檢查、子宮頸黏液檢查等）、原因不明問題的檢查（自體免疫抗體檢測、抗精子抗體檢測等）。其他，如糖化血色素、卵子庫存量、維生素D_3等也建議安排檢查。」

醫生為怡如安排了一些檢查和微創腹腔鏡手術治療。術後，她也接受排卵刺激的藥物治療，經過三個月的治療及生活模式調整，怡如終於懷孕了。

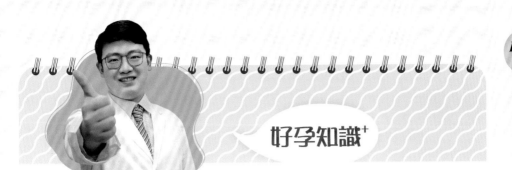

好孕知識⁺

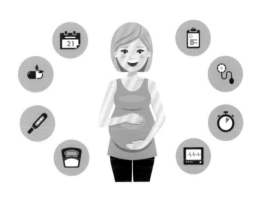

　　您有在最佳受孕窗口同房嗎？如果夫妻在沒有避孕的情況下，經過了12個月或更久的期間有正常性生活，都無法成功受孕，則稱為不孕症。文獻報告稱，不孕的原因可能三分之一來自男性、三分之一來自女性，另外三分之一來自於夫妻雙方共同因素。要孕育一個孩子，所要經歷的過程不下十個，分別從男性精蟲的製造，與女性成熟卵子的形成，接著排卵及在輸卵管壺腹部與精子結合受精，最終受精卵著床等等。當然，我們期盼受精卵正常著床，一個奇蹟就在我們愛的懷抱中誕生。但是，任何一個環節出了問題，都會導致受孕失敗。

　　有研究顯示，人類女性生殖的高峰期是在21～30歲之間，35歲之後生殖能力明顯逐年衰退。尤其接近40歲時，其6個月內自然受孕率更降至10%左右。因此，國民健康署呼籲：已婚夫妻若發現在未避孕情況下，超過1年仍無法自然懷孕，最好及早就醫！

不孕是一段旅程，但每一顆心的種子，
都是未來的奇蹟。

② 女性甲狀腺功能低下造成不孕

　　麗茹是一位充滿夢想的女性，她希望擁有一個自己的孩子。在嘗試了一段時間後，她和丈夫發現他們無法懷孕。經過不孕症醫師的檢查，麗茹被診斷患有甲狀腺低下症。醫師說：「根據文獻報告，婦女罹患甲狀腺低下者，其發生卵巢早衰比正常人高出2.4倍，約有1%～3%婦女罹患甲狀腺低下而造成不孕。臨床常會月經週期混亂，進而影響排卵功能，導致不孕。」醫師又說：「懷孕婦女罹患甲狀腺功能低下也會影響活產率，因此，懷孕期間仍需要繼續監測甲狀腺功能。」

　　麗茹開始接受左旋甲狀腺素治療，並且遵從醫生的建議，調整飲食和生活習慣。經過三個月的努力，夫妻倆終於迎來了好消息——麗茹懷孕了！在懷孕期間，麗茹格外注意自己的健康，定期接受甲狀腺功能檢查。終於，麗茹成功生下了一個健康寶寶。

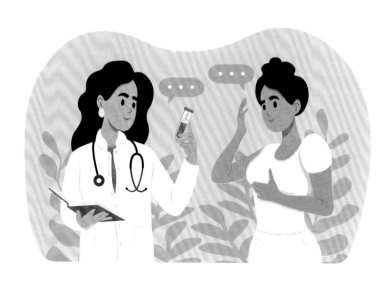

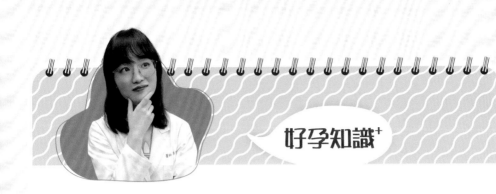

好孕知識+

　　根據文獻報告，甲狀腺功能低下症（Hypothyroidism），是指甲狀腺荷爾蒙分泌不足，而導致月經異常，造成不容易受孕。有研究顯示，甲狀腺功能低下的女性，可能會出現體重增加、疲勞、食慾不振、反應變慢、經血過多，也會涉及排卵異常而影響生育力。有研究報告指出，約5%～15%的女性在育齡過程中發現有甲狀腺自體免疫抗體的存在。在產前檢查時，若有檢測出甲狀腺抗體的存在，在孕期中就應該定期檢查甲狀腺荷爾蒙指數，以確保甲狀腺功能獲得控制。

　　許多研究證據顯示，若女性患有甲狀腺功能低下症，而在孕期中沒有適當使用左旋甲狀腺素來控制病情，較易發生一些產科併發症，包括流產、子癲前症、早產、胎盤早期剝離等等。若胎兒有較長時間缺乏甲狀腺素，則可能會造成胎兒呆小症（Cretinism）等情況。

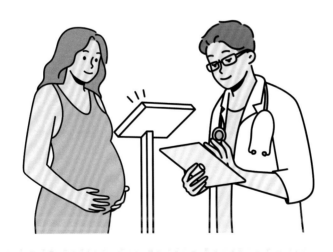

女性泌乳素過高影響經期，導致不易受孕

在一個小鎮上住著一對夫妻，每當看見鄰居帶著孩子出門，夫妻倆總是特別羨慕。他們一直渴望擁有一個自己的孩子，然而，妻子小莉被檢查出有泌乳素濃度過高，這使得她難以懷孕。

婦產科醫師對小莉的先生說：「泌乳素是一種由腦下垂體前葉分泌的激素，通常在懷孕或哺乳期間才會上升。但是，小莉的泌乳素過高導致了她的月經週期不規則，使她難以受孕。」醫師進一步對他們解釋說：「泌乳激素就是所謂的催乳素，正常值不會超過25ng/ml。如果泌乳激素值過高，就會抑制腦下垂體促性腺激素（包括卵泡生成激素、黃體生成激素）的正常分泌，進而影響卵巢濾泡的正常發育及排卵，最終導致不孕。」

小莉在醫師的建議下，減少各種生活的壓力、養成適當運動的習慣，並注意睡眠及飲食。在排除甲狀腺功能低下、藥物影響，腦下垂體長瘤等因素後，小莉接受了抗泌乳素藥物的治療。經過耐心的治療，小莉的泌乳素濃度逐漸下降，月經週期也恢復正常。一年後，他們終於盼來了期待已久的寶寶。

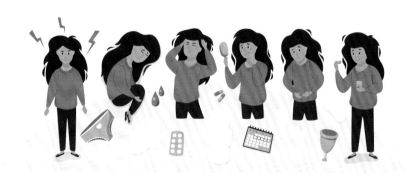

好孕知識⁺

　　根據文獻報告，有相當比率月經不規則的女性有泌乳激素過高的情形。懷孕、乳頭受到刺激、性交後、睡眠差、飲食後、壓力大，或較激烈的運動也會引起泌乳激素上升。有研究指出，服用抗憂鬱劑，或某些降血壓藥也會使泌乳激素升高。甲狀腺機能低下症患者，有時泌乳激素會升高。不過根據文獻報告，少部分泌乳激素數值過高者仍然找不出原因。但是，當泌乳激素數值高於100ng/ml時，應排除腦下垂體腫瘤的可能性。

　　有些高泌乳激素患者，在非孕期及非產後會有漏乳的情形。一些研究發現，高泌乳激素會抑制性腺激素的作用，釀成月經不規則而導致排卵異常，造成不孕。降泌乳激素藥物Cabergolin（商品名為Dostinex）與Bromocriptine，是多巴胺的類似物，可能會造成噁心、嘔吐、頭痛等副作用，一般建議在睡前服用，或與食物一起服用。Cabergolin是長效型藥物，每週服用2次，副作用較為輕微。只要能耐心服用降泌乳激素藥物，大部分的高泌乳激素患者，都能在幾個月內回復到正常值，而且恢復正常的月經週期。

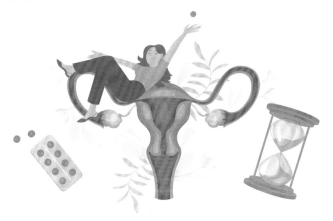

4 雙側輸卵管阻塞，得益於人工生殖順利產子

　　小玉和健明結婚多年，一直盼望擁有孩子。然而，經過多年的努力仍無結果，小玉後來去做了子宮輸卵管攝影（HSG）檢查，結果發現兩側輸卵管阻塞，原來這是讓他們無法自然懷孕的原因。

　　醫生告訴他們夫婦：「若只是單側輸卵管阻塞，懷孕機率會較低，仍有可能自然懷孕；但若是雙側輸卵管都阻塞，就無法自然受孕了。」醫生又說：「輸卵管阻塞可藉由手術來改善受孕狀況，但是仍需要看子宮輸卵管攝影的結果，才能評估輸卵管阻塞的情形；若兩側都阻塞嚴重，可能就要嘗試接受輔助生殖技術（試管嬰兒）。」

　　為了一圓做母親的夢想，小玉接受了試管嬰兒療程。很幸運地，在她第一次的試管嬰兒療程就懷上了寶寶。孕期的10個月裡，小玉格外小心翼翼，終於在一個晴朗的日子裡，她順利產下一個可愛的寶寶。

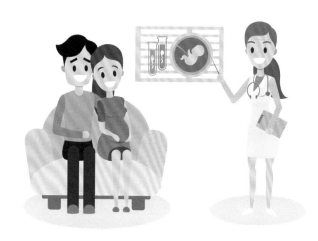

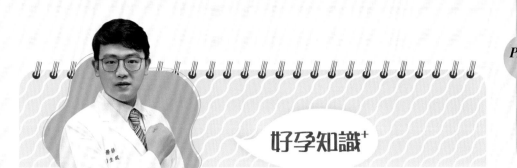

　　當雙側輸卵管阻塞時，精子和卵子無法相遇結合成受精卵，而導致不孕。輸卵管阻塞的位置可分為遠端阻塞與近端阻塞。根據文獻報告，輸卵管遠端阻塞嚴重時，也易導致輸卵管水腫，當積水倒流至子宮腔，如同土石流般，將會影響胚胎的著床。若輸卵管不是完全阻塞時，有可能會造成受精卵在輸卵管著床，而形成子宮外孕。

　　有研究指出，輸卵管兩側都阻塞時，如果想要自然受孕，可以評估是否要進行輸卵管整復手術，但術後仍有再度阻塞的可能，同時術後子宮外孕的風險也會提高。因此，可以採試管嬰兒技術，直接將胚胎植入子宮腔，減少子宮外孕的機率。

　　子宮輸卵管攝影（HSG）可以檢查出子宮有無畸形、結構異常（息肉、肌瘤、子宮腔黏連），以及輸卵管阻塞的部位與嚴重程度。有文獻稱，輕度的輸卵管阻塞患者，也有在完成子宮輸卵管攝影的擴張輕微阻塞後而自然懷孕了。輸卵管攝影建議在患者月經乾淨後的第3～5天檢查，因為此時的子宮內膜厚度較薄，所以影像會比較清晰喔！

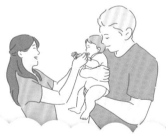

阻塞的輸卵管轉角，遮蔽生命的交織。
人工生殖的旋律，再迎回愛的擁抱。

⑤ 錯過黃金生殖年齡，導致卵巢庫存量不夠

　　39歲的小莉年輕時投入大量的精力在追求事業，現在她想要成為母親，卻面臨著自己都沒想到的困難。在進行不孕症檢查時醫生告訴她，由於她的卵巢庫存不足，自然懷孕的可能性非常低。醫生說：「卵巢的功能好壞會影響自然懷孕或試管嬰兒的成功率，一般來說，年輕女性的抗穆勒氏管荷爾蒙值（AMH）是2～4μg/l；40歲以上婦女的AMH值常不到1μg/l。」醫生向小莉的先生解釋說：「小莉抽血檢查的AMH才0.81，卵巢的庫存量相當於是40歲以上的女性，如果想要懷孕，實在不能再慢慢來了！」

　　經過與醫師詳細的討論後，小莉決定選擇輔助生殖技術。她嘗試了兩次的輔助生殖療程失敗後，的確感到相當的失望和挫折。然而，在堅持不懈的努力下，第三次輔助生殖技術終於讓小莉成功懷孕，幾個月後，她順利生下了一個健康的男嬰。

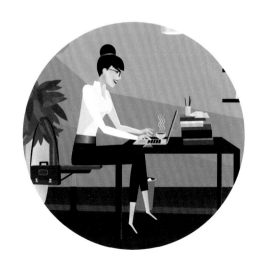

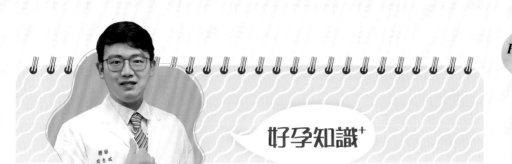

好孕知識⁺

　　不必驚訝！卵巢庫存量不足也會發生在非高齡婦女的身上。多數文獻也說明，21～30歲的女人最適合生育，女人在35歲後的自然受孕力會快速衰退。卵巢庫存量不足的原因大部分仍不清楚，但有文獻報告，大於40歲、過度減肥、或有卵巢傷害病史（如卵巢手術、化療等）、或子宮內膜異位症的患者，可能會造成卵巢庫存量不足。這些患者大部分可能仍有規則的月經，或只是經血量減少而已。

　　要注意的是，當抗穆勒氏管荷爾蒙值（AMH）小於2時，表示卵巢庫存量已經開始在下降，而當AMH值小於1時，則表示卵巢庫存量已重度衰退。有研究指出，當進入更年期，一般AMH值都小於0.1（平均為0～0.2），所以當AMH值小於0.1時，表示卵巢已衰竭！當然，若AMH值大於7時，就要注意是否有多囊性卵巢綜合症。

　　一些文獻稱，婦女卵母細胞的數量和品質下降常在高齡見到，大多數患有卵巢庫存量不足的女性需要接受輔助生殖技術才能懷孕。但有文獻表明，儘管採取了大量的干預措施，懷孕率仍然很低，可能與高流產率也有關。因此，早期發現非常重要。

　　有研究指出，針對卵巢庫存量不足的患者，現在有採取口服排卵藥配合少量排卵刺激針劑，以達到生育目的。雖然，AMH值低表示卵巢庫存量不足，能取出的卵子數也會較少，試管嬰兒過程會較艱辛，但仍是有機會成功。

　　錯過了黃金卵齡，不代表夢想終結。
卵巢的故事，將在愛的陪伴中繼續綻放。

⑥ 子宮內膜異位與不孕

　　多年來，渴望懷孕的小雯忍受著嚴重的經痛，月經期間甚至伴隨著腰酸的極度不適。經醫生診斷，小雯是罹患子宮內膜異位症。醫生為她進行了微創手術，並提供減少子宮內膜異位生長的藥物治療，希望能提高懷孕的機會。

　　手術非常成功，且在接下來的幾個月時間裡，小雯積極配合醫生幫她調養身體的建議，並準備懷孕。醫生跟小雯說：「子宮內膜異位症的異位組織會隨月經週期而出血，常會發生炎症反應，而造成沾黏，導致卵子無法正常排出。」醫生又說：「經微創手術切除異位組織後，再用藥物來抑制異位組織的生長，可以減少發炎和沾黏。但如果仍遲遲無法懷孕，可能就要利用輔助生殖技術（試管嬰兒，IVF）來幫助受孕了。」

　　經微創手術的半年後，小雯仍是無法自然懷孕。因此，小雯決定接受IVF輔助生殖技術。很幸運地，一次療程小雯就成功懷孕了。

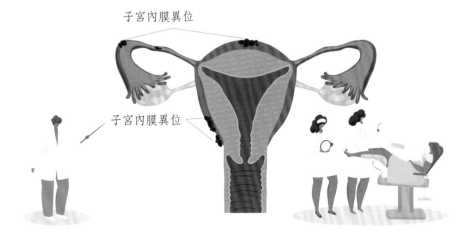

子宮內膜異位

子宮內膜異位

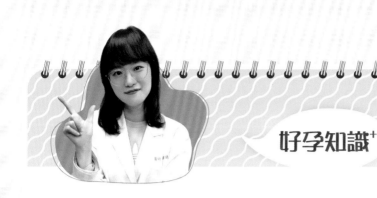

好孕知識⁺

　　文獻指出，子宮內膜異位症是子宮腔內膜長在子宮內膜以外的地方，此症造成患者不孕的比例高達30%～40%。有研究說明，此症造成不孕的機制，可能是骨盆腔沾粘造成輸卵管阻塞、巨細胞增加導致腹水、排卵障礙導致黃體缺陷、子宮內膜接受性改變（抗子宮內膜抗體的形成與增加子宮的收縮）。

　　又有研究提出，子宮內膜異位症依嚴重程度可分為：輕微（表淺附著於腹腔或骨盆腔）、輕度（或深或淺附著於腹腔、骨盆腔、兩側卵巢、或子宮後穹窿處）、中度（深度附著於腹腔、骨盆腔、兩側卵巢、子宮後穹隆處並有沾粘之現象）、重度（卵巢深部的內膜異位瘤、重度沾粘、子宮後穹窿完全阻塞或卵巢有沾粘之現象）。

　　這些病患如想要懷孕，依嚴重程度有不同的處理方式：

　　輕度：非類固醇類抗發炎藥物可抑制前列腺素的生成而改善疼痛、或DANAZOL（療得高）亦可改善經痛。有研究指出，GnRHa之長效型性腺荷爾蒙類似劑（leuprorelin），可以降低動情素濃度、第四代黃體素（Visanne）可使雌激素降低、黃體素及動情素混和型口服避孕藥等，這些可減輕子宮內膜異位症的病癥。再用排卵藥物來刺激排卵，可增加受孕的機會。

　　中度：用腹腔鏡手術清除輸卵管、卵巢沾黏或子宮內膜異位瘤，有文獻提出，術後使用排卵藥物刺激排卵，可增加受孕機會，或直接採試管嬰兒技術。

　　重度：一些文獻認為，輸卵管、卵巢受到嚴重的破壞，術後自然懷孕率不高，建議直接採試管嬰兒技術。

7 子宮內膜異位症的中醫調理

　　佳君和丈夫婚後一直希望有一個屬於自己的孩子，但醫生診斷佳君患有子宮內膜異位症，這可能是導致不孕的原因。婦產科不孕症專科醫生建議佳君接受微創腹腔鏡手術來處理子宮內膜異位症。雖然接受了西醫的建議進行治療，然而佳君和丈夫同時也尋求了中醫的幫助。

　　中醫師說：「子宮內膜異位症可能會導致女性不孕。有些患者選擇接受補腎、活血化瘀和溫經的中醫調理法，以改善體質與子宮的適孕環境，而成功懷孕。」中醫師又說：「子宮內膜異位症週期性蓄積於局部的血，被稱為瘀血。由於瘀血凝滯，不通則痛，而瘀久積為癥瘕，即形成腫塊。中醫治療瘀血以活血化瘀的方法為主。可以選擇有活血兼補血、溫經的方劑來調理。」

　　佳君接受了中醫師的調理，中醫師也建議佳君在微創腹腔鏡手術後要積極參與生育療程。經過一段時間的努力，佳君終於懷孕了。

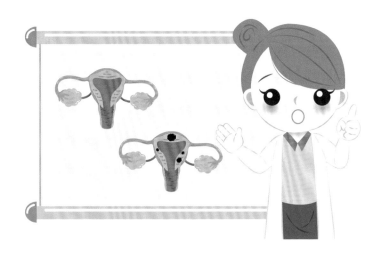

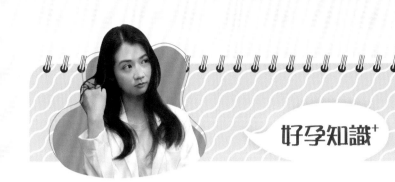

中醫強調不同的個別化治療與調理，著重於患者的整體體質和症狀。也就是説，中醫師注重辨證論治，即依據患者的體質、症狀和舌診脈診等中醫辨證結果，來制定個人化的治療方案。

中醫認為脾胃為生化之本，與血液生成密切相關。因此，中醫師會納入脾胃調理的措施，比如調整飲食習慣、適當的運動和休息，以促進脾胃的健康功能。

針對活血化瘀，有中醫師會選擇較為柔和的活血藥物，同時加入一些脾胃補益的藥物，以平衡整體氣血狀態。在補腎方面，中醫師可能會依個人體質補充腎陰或調節腎陽的藥材。有些中醫師對偏寒體質者則多加些溫補藥，偏熱體質者會酌量使用清熱藥，有氣滯者則加些行氣藥等等。同時，中醫師還會重視患者的情緒管理，因為中醫認為情緒與內臟有著密切的關係，影響著氣血的運行。

總之，不同中醫師可能會有不同的治療重點和側重點。但整體而言，中醫治療子宮內膜異位導致的不孕通常會綜合運用活血化瘀、補腎等治療方法來進行調整。

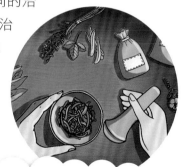

子宮內膜的異位，在中醫的呵護中漸安寧。
願愛和希望，在每一株藥草中綻放。

⑧ 子宮肌瘤會不會影響懷孕？決定關鍵在於生長的位置

　　長期以來，小均一直被經血過多、痛經困擾著。她和丈夫努力嘗試著要擁有一個孩子，然而，長時間的努力卻一直沒有好消息。在一次超音波的檢查中，小均被診斷出有子宮肌瘤，醫生告訴她：「文獻報告指出，不孕的原因大約只有1%～2%是由於子宮肌瘤造成的。子宮肌瘤對懷孕的影響最主要是它阻礙了卵子和精子的相遇，有時因子宮腔的變形而干擾著床，才會導致不孕。因此，子宮肌瘤是否會影響懷孕，決定關鍵就在於它生長的位置。」醫生又說：「子宮肌肉層肌瘤可能造成經血過多及痛經，黏膜下肌瘤最容易引發經血過多及不孕，至於漿膜下肌瘤則較少引發經血過多的症狀，但肌瘤若有變性的情形，仍可能會有子宮疼痛的現象。」

　　因超音波檢查，發現小均有2顆分別是3～4公分的子宮肌肉層肌瘤及1顆1.5公分的黏膜下肌瘤。小均接受醫生用手術來切除子宮肌瘤的意見，手術也非常成功。在休息6個月後，嘗試受孕幾個月後小均懷孕了。歷經10月懷胎，當她第一次抱著自己的寶寶時眼中滿是淚水，那是她多年來夢寐以求的時刻。

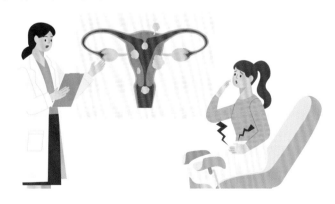

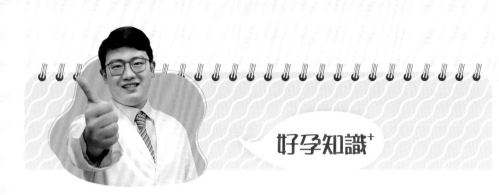

　　有文獻指出，約1/3的育齡女性有子宮肌瘤的問題。子宮肌瘤的位置或太大，可能壓迫到輸卵管，或使子宮腔變形，而影響精子的移動與受孕胚胎的著床。另外，有研究稱，子宮肌瘤可能會導致子宮異常收縮，子宮肌壁失卻彈性，子宮血流不佳，子宮內膜對受孕胚胎的接受度變差，而影響著床，易致流產或早產。的確，子宮肌瘤會讓人蒙上可能不孕的陰影。但是，能了解它的性質，配合醫生而採取適宜對策，仍是有機會自然受孕的。

　　根據一些文獻報告提出，子宮肌瘤治療必須依據肌瘤的位置、大小做考量，當然，如果肌瘤對不孕影響不大，定期追蹤即可。但如評估肌瘤可能影響受孕，建議進行手術，其適應症如下：

手術方式	適應症
子宮鏡微創手術	宮腔的黏膜下肌瘤會干擾受精卵著床，因此1公分或以上的黏膜下肌瘤可考慮切除。1公分以下的黏膜下肌瘤，經過一段時間的努力，仍不能受孕或有習慣性流產，亦應考慮手術切除。
傳統剖腹手術	當太大的子宮肌肉層肌瘤長在受精卵易著床的位置，為避免其影響受孕胚胎的著床，建議先切除肌瘤，以免造成不孕或流產。
腹腔鏡微創手術	子宮肌瘤顆數少，又不太大，且位置較靠近子宮外側時，較易進行微創手術。

⑨ 糖化血色素濃度過高 影響排卵，導致不孕

　　在台東，有一對夫妻一直夢想著能有一個屬於他們的孩子。然而，這位叫做阿滿的女性卻一直無法懷孕，讓他們的生活充滿了焦慮和失望。後來，阿滿夫婦到台北的不孕症專科求診，經過醫生檢查，發現阿滿的糖化血色素（HbA1C）過高，這個問題不僅影響著她的健康，也可能是她不孕的原因之一。醫生說：「依國家衛生研究院的報告，糖化血色素濃度反映一段時間（8～12週）內血糖濃度的平均值，一般的正常值在4.0%～5.6%之間；而阿滿的糖化血色素數值是6.1%，屬於偏高了。」醫生又說：「長期糖化血色素數值過高，會使身體很多器官的功能受到損害，也會影響生殖系統，導致月經週期異常而影響排卵，進而造成不孕。」

　　阿滿聽後開始積極改變生活方式。她遵從醫生的建議，嚴格控制飲食，每天進行適量運動增肌減脂，並按時服用抗血糖藥物，同時她也參加了一些瑜伽和冥想課程，以減輕心理壓力。幾個月後阿滿的努力終於得到回報，她成功懷孕了！

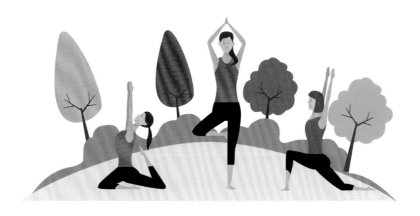

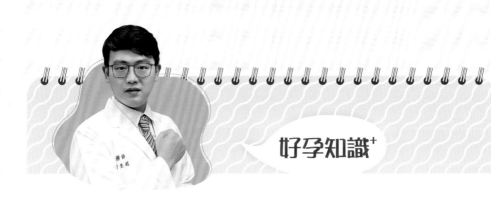
好孕知識+

　　有研究發現，當血糖控制不好，細胞對胰島素的反應變差，易併有高血糖和高胰島素血症的狀況，而使身體的胰島素抗性增加。過多的胰島素會與產生雄性素的接受器結合，產生更多的雄性激素，月經週期、排卵、卵子品質、子宮內膜皆會受到影響，也可能會出現多囊性卵巢。

　　另有文獻報告顯示，HbA1C值越高，胎兒畸型的發生率就愈高，包括神經系統、心臟及泌尿道系統等。此外，懷孕過程中孕婦發生流產、早產、子癇前症、胎死腹中、巨嬰、剖腹產與產道裂傷的比率也較高。有研究顯示，妊娠糖尿病的孕媽咪，其胎兒出生後，發生新生兒血糖過低、黃疸過高需接受照光治療、新生兒死亡的機會較高。孕前控制好體重，維持良好的生活與飲食習慣，將是預防妊娠糖尿病的最佳方法。多囊卵巢之掌控，也與血糖值相關。請記住，掌握健康，帶來愛的盼望。因此，有文獻建議在備孕期就能將HbA1C值控制在5.6%以內，並應補充葉酸，以減少受孕胎兒神經系統異常的發生，並降低孕媽咪的產科併發症。

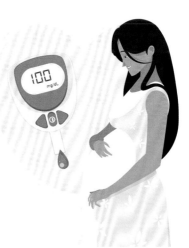

　　瑞新和惠珍結婚多年，生活穩定，一直渴望有一個孩子。惠珍曾有一次因為胎死腹中接受了流產手術，術後下腹部反復發炎疼痛，月經量少到幾乎沒有。兩年來，一直都沒有再度懷孕的跡象。

　　經過婦科檢查後，惠珍被診斷患有子宮內膜沾黏。醫生告訴他們：「子宮腔內膜沾黏的原因包括子宮腔內感染、子宮內膜損傷等情形，導致了月經不來或月經少量等症狀。子宮腔內膜沾黏會使子宮腔降低受精卵著床的機會，而造成不孕。」醫生又說：「透過子宮鏡手術，執行沾黏去除而重建子宮，術後再配合雌激素治療，術後3個月內通常就會正常來月經，接著才能順利懷孕。」

　　惠珍接受了子宮鏡的子宮沾黏分離手術，同時也開始了雌激素治療，以幫助子宮內膜恢復正常。在接下來的幾個月時間裡，惠珍都按時服藥，並且遵從醫生的建議，過著規律的生活。經過6個月的努力，惠珍終於懷孕了！

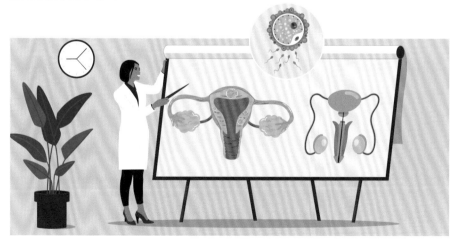

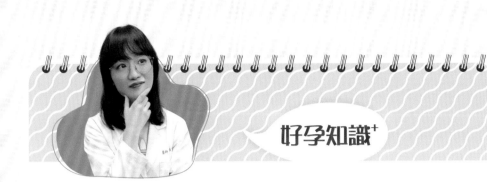

好孕知識⁺

　　有人說，微創性子宮鏡手術，猶如生命的再生之旅，醫生將子宮腔沾黏處，藝術般地將它解套去除，而再重建子宮腔的手術。有研究指出，對輕微或中度的子宮腔沾黏，子宮鏡手術確實能清除相當成功。然而，嚴重的子宮腔沾黏，則需小心謹慎，可能須分階段進行手術，因為嚴重的沾黏手術可能引起子宮破裂或感染的風險。手術後，有建議服用雌激素，以預防再度沾黏。

　　在子宮鏡去除沾黏手術之後，我們會與中醫師攜手合作，盼輔之中醫調理，以促進子宮內膜的快速復原，使有利於將來受精卵的著床。相信等待的時光不會太長，預防感染，讓月經正常，成功懷孕是指日可待的！

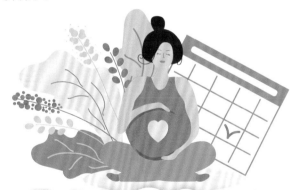

微細的沾黏，掩映著生命的星光，
在懷孕的路上，設下重重迷霧。
然而，小世界裡的角落，也有宮鏡的帶引，
能穿越沾黏的夜晚，打破沉寂的幕末。

⑪ 子宮腔鏡手術矯正子宮腔中隔，終於成功懷孕

　　阿強和小泯結婚多年，但小泯一直未能懷孕。他們到婦產科診所做檢查，子宮輸卵管攝影（HSG）呈現有完全性子宮中隔。醫生說，「子宮腔分隔是一種先天性畸形，這種情況使得胚胎難以著床，而增加了懷孕的困難。」醫生又說：「進行子宮腔鏡手術，可切除子宮腔中隔。但子宮腔中隔常合併其他子宮構造異常，如合併子宮頸中隔、陰道中隔等，有些子宮構造異常還會合併腎臟缺失，而需檢查有無合併生殖泌尿系統的構造異常。」

　　醫生詳細解釋了子宮腔鏡手術的風險和可能的後果，夫妻倆毫不猶豫地同意接受手術。手術進行得非常順利，醫生成功修復了小泯的子宮。手術後，小泯接受雌激素治療維持子宮內膜的生長，以預防子宮腔沾黏。經過半年的休養，在一次例行檢查中，醫生告訴他們一個好消息，小泯成功懷孕了！

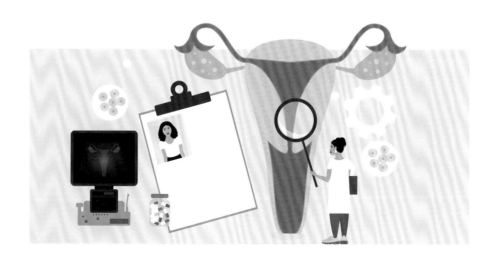

好孕來了！婦產科主治醫師全方位解析男／女不孕及人工生殖＋不孕症中醫調養秘訣

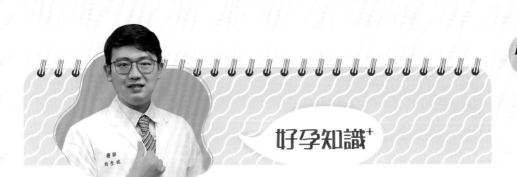

好孕知識⁺

　　有研究指出，治療子宮中隔對於曾反覆流產或不孕的女性而言，會使活產率獲得改善。大部分罹患子宮腔中隔的女性是無症狀，若有症狀常以經痛、習慣性流產、不孕等來呈現。有文獻指出，如果有計畫懷孕，當子宮中隔不明顯、子宮腔尚大，年輕女性可以觀察，而先嘗試幾次自然懷孕的機會。但如中隔較寬且長，剩下的子宮腔空間已很小、或出現反覆性流產，可先進行子宮鏡手術切除中隔，再嘗試懷孕為佳。

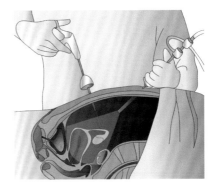

　　有研究指出，子宮輸卵管攝影檢查仍然是評估子宮腔有無異常的篩查工具；如果子宮輸卵管攝影顯示子宮內異常，應考慮子宮腔鏡檢查，以明確診斷和治療，這兩個工具應該相輔相成。

　　一些文獻報告指出，子宮腔鏡手術治癒子宮腔中隔的成功率很高，但要避免術後子宮腔沾黏。一般術後4～6週就可復原，建議服用雌激素來促進子宮內膜生長，以避免子宮腔沾黏；對重度子宮腔中隔的病例，有時需要在術後的初期兩週後再做子宮鏡探查，以降低子宮腔發生沾黏的風險。至於要做試管嬰兒的案例，為提高懷孕率，先切除子宮腔中隔能增加受孕率，但仍要注意預防術後沾黏的問題。

　　小皇婚後一直想要有小孩，然而，她的月經週期非常不規律，有時候甚至幾個月都沒有來月經。在婦產科醫生的建議下，小皇決定接受一些檢查，但醫生並沒發現小皇患有婦科相關的疾病。醫生解釋說：「臨床上說的『功能性下視丘無月經』，常是暫時性的出現無月經情形。此時是因為下視丘無法分泌促性腺素釋素（GnRH），所以造成後來的無月經。」

　　醫生解釋說，小皇原本就肥胖，BMI值高到38，這種體質常會造成胰島素阻抗，而導致下視丘分泌出現問題，造成無月經。她後來為了減重，兩個月內體重快速減掉18%，這可能是導致無月經的原因。加上半年前小皇臥床多年的母親不幸罹癌過世，更使她精神受到巨大打擊，這些可能是造成小皇1年沒來月經的原因。

　　醫生為小皇制定了一個治療計劃，包括飲食調整、適量運動和藥物治療。經過一段時間後，小皇的月經恢復正常，並在一次婦科檢查中，小皇被證實成功懷孕了。

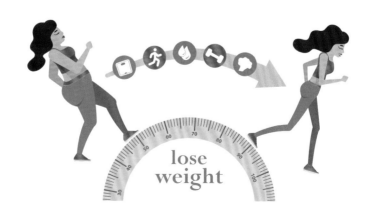

好孕知識⁺

　　有研究指出，無月經的情形可分為兩類。原發性無月經是指初經在14歲以前還沒來，且無第二性徵；或是在16歲以前還沒來初經，但具有正常的第二性徵。續發性無月經是指先前有正常月經，或有9個月的寡經症史，接著有連續3個月以上沒來月經。

　　原發性無月經之原因有：染色體異常（如苗勒管發育不全、透納氏症等）、子宮陰道發育異常（如處女膜閉鎖、陰道閉鎖或狹窄、無子宮等）、低促性腺激素性性腺功能減退等。

　　續發性無月經之原因有：多囊性卵巢、服用抗憂鬱症藥、甲狀腺功能低下、腦下垂體腫瘤、高泌乳素血症、早發性卵巢衰竭、高雄激素血症、子宮腔黏連症候群、體重過輕或過重、情緒異常，及壓力過大等。

　　有文獻提出，壓力大時身體會反饋出壓力荷爾蒙，而干擾GnRH的分泌，導致無月經。因此，當壓力籠罩時，記得要保持心靈的寧靜。肥胖患者的週邊脂肪組織會把雄性素轉換為雌激素，通常併有胰島素阻抗而造成高雄性素，影響下視丘GnRH的分泌，最終導致無月經。體脂過低會造成膽固醇不足，無法形成足夠雌激素來形成月經。亦有報告分析，體脂需達22%才能有規律的月經，而急速減重達10%可能會造成無月經。

　　一些研究建議，無月經症的診斷，包括血液檢查（如測定情素、黃體素、促濾泡成熟激素、黃體成長激素、男性荷爾蒙、甲狀腺素及泌乳素等）、影像學檢查（如超音波檢查有無子宮或卵巢異常、核磁共振或電腦斷層檢查有無腦下垂體腫瘤）。

　　　當生命的天秤輕輕傾斜，過度的減重如風中的羽毛，
　月經的音符無法奏響旋律，寂靜中，懷孕的花朵閉合。

13 生活調整改善無排卵性月經

　　小文和丈夫結婚多年，她的月經一向是非常不規律，始終沒懷孕。他們去了婦產科診所，醫生檢查後診斷小文患有無排卵性月經。醫生向她解釋說：「無排卵性月經就是指女性月經週期可能正常，但是並沒有排卵，使得無法受孕。可能引起無排卵性月經的原因有：多囊卵巢綜合症（PCOS）、甲狀腺疾病、卵巢功能異常、體重過重或過輕，及長期的壓力等問題所致。」

　　醫生又說：「如果有無排卵性月經的問題，可以透過身體的理學檢查、血液檢查以及超音波檢查等方法，來確定原因。然後制定一個治療計劃，包括排卵誘導治療、飲食和運動等的調整、或輔助生殖技術（如人工受精、試管嬰兒），就有機會懷孕。」治療開始後，小文學會了量測自己的基礎體溫及排卵試紙的使用，以確定何時是最佳受孕時機。在醫生的指導下，經過幾個月的努力，小文終於成功懷孕了。

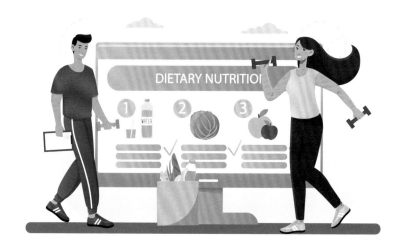

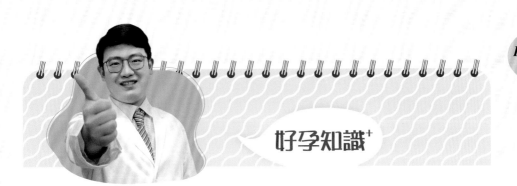

好孕知識⁺

　　一些文獻指出，無排卵性月經的原因有：多囊卵巢綜合症（PCOS）、甲狀腺疾病、高泌乳激素血症、卵巢早衰、體重過重或過輕，及長期處於緊張應激壓力中，這些可能會造成不排卵。其中，多囊性卵巢可以透過超音波協助診斷，藥物治療以雌激素拮抗劑之clomiphene citrate為臨床治療第一線藥物，用它來刺激FSH的分泌而促進排卵。不過，clomiphene citrate可能會造成子宮內膜厚度變薄，而影響懷孕成功率。有研究指出，Letrozole也會抑制雌激素的合成，在clomiphene citrate無法誘導排卵時，或避免內膜變薄，有以它做為第二線藥物來誘導排卵。另外，口服降血糖藥物Metformin，可降低高胰島素血症並抑制卵巢雄激素的過度產生，因此，Metformin也是有被用來治療PCOS患者，但建議將它當作輔助或第二線藥物來使用。臨床上，有注射FSH來刺激排卵，可以單獨注射或合併口服藥物一起使用。有文獻稱，PCOS常合併肥胖、胰島素抗性及雄性素過高，而造成不孕，所以應同時加以控制喔！

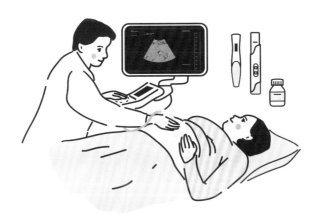

14 巧克力囊腫術後卵巢功能受影響，導致不孕

　　小玉因為巧克力囊腫接受了手術，術後也努力嘗試生子有2年了，但都無法順利懷孕。醫生說：「巧克力囊腫在切除的過程中，由於卵巢組織遭到破壞，卵子的庫存量會減少，卵巢功能也會受到影響，導致難以懷孕的風險。」

　　醫生又說：「巧克力囊腫手術後若長時間無法受孕，可能是有骨盆腔沾粘，而影響卵子的正常移動。若懷疑是骨盆腔沾粘導致輸卵管阻塞，建議先安排做子宮輸卵管攝影加以確定。因為有此顧慮，有醫生會建議在巧克力囊腫手術前先凍卵，以保存生育力。」

　　小玉後來接受子宮輸卵管攝影檢查，醫生發現她的雙側輸卵管都已完全阻塞。小玉和丈夫最後決定接受輔助生殖技術（IVF），進行了兩次IVF嘗試，小玉終於懷孕了。她非常小心地度過了懷孕期，幾個月後順利生下了一個健康的寶寶。

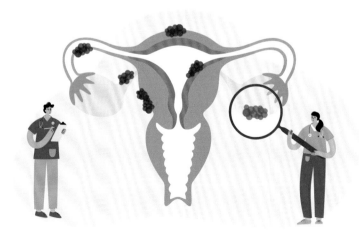

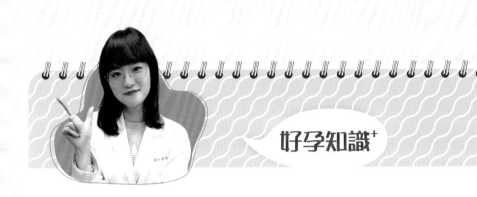

好孕知識⁺

　　俗稱的「卵巢巧克力囊腫」，其實就是子宮內膜異位瘤。但是，卵巢巧克力囊腫仍是一種奇妙的名字，背後就是子宮內膜異位瘤形成的神秘旅程，經痛也可能成為這旅程的陰影。子宮內膜異位症的形成原因並無一致的說法，但應該是在子宮內膜的組織卻散佈到其他地方，而長在卵巢導致病症的發生率約10%。有研究指出，部分卵巢巧克力囊腫患者並無任何症狀，但仍有不少女性會出現經痛，甚至造成不孕。

　　一些文獻記載，患有巧克力囊腫的女性，自然懷孕的機率可能受到影響，但還是有患者會自然懷孕。有文獻提出，若只有單側巧克力囊腫超過5公分，又計畫生育的女性，可先行手術治療；而無明顯症狀或是巧克力囊腫在4公分以下者，可使用黃體素藥物（Dienogest）來抑制子宮內膜異位組織的生長。

　　有研究指出，目前可以用微創腹腔鏡手術進行清除巧克力囊腫，但術後建議繼續藥物治療3～6個月，以預防子宮內膜異位症的復發。如在術後半年內仍無法自然受孕，建議考慮接受人工受孕或試管嬰兒的療程。

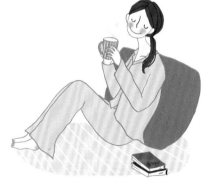

15 卵巢未發育成熟無法正常排卵，仍有機會懷孕

　　小翠從青春期以來就沒有過正常的月經週期。她的媽媽開始煩惱這個問題，於是帶她去看了婦產科醫生，經過一些檢查後，醫生診斷小翠患有卵巢發育不良的問題。

　　小翠的媽媽問醫生這是否會造成不孕？醫生解釋說：「卵巢未能正常發育，造成卵巢功能不全（Ovarian Insufficiency），使得無法排卵，就是俗稱的『無排卵症』，是女性不孕症的原因之一。」醫生又解釋說：「造成卵巢功能不全的原因，包括代謝性的疾病、女性荷爾蒙失調、遺傳因素、卵巢曾經遭受手術等等，可採用荷爾蒙替代療法。若打算懷孕，也可接受輔助生殖技術的治療，包括促排卵治療和試管嬰兒技術等。」

　　小翠知道自己的病情後，感到非常地沮喪和焦慮，深怕將來會不孕。醫生一再安慰小翠，並強調當今的醫學治療或是輔助生殖技術，仍可以幫助許多卵巢功能不全者成功懷孕，這才使小翠減少了焦慮與不安。

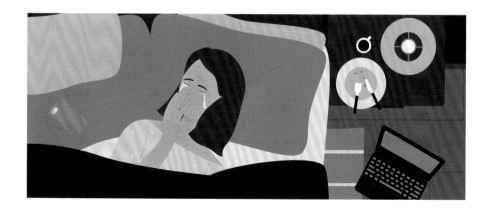

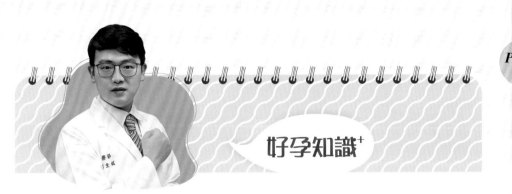

好孕知識⁺

　　有研究指出，曾經我們認為卵巢早期衰竭（Premature ovarian failure，POF）是婦女提早停經，卵巢功能無法恢復了，但實際上還是有5%～10%的女性，曾經被POF的陰影籠罩，但又有恢復卵巢功能的情形，甚至能自然懷孕。於是，另有文獻提出，較精準的說法應更改為卵巢早期功能不全（premature ovarian insufficiency，POI）。POI的定義為：年齡小於40歲的女性，卵巢分泌動情激素的能力衰退，有超過4個月無月經或月經過少，且合併兩次有高性腺刺激素（間隔4週以上），如FSH超過25IU/L的狀況。近年來有研究顯示，在40歲以前的婦女，POI的發生率約是1%～1.1%；而在30歲以前，POI的發生率也約有0.1%。

　　一些文獻報告指出，POI發生的原因包括遺傳和染色體因素（如X染色體脆折症）、免疫因素（如甲狀腺炎、紅斑性狼瘡等）、卵巢手術、放射線治療、化療和化學物質所致等，但有些病例是找不到原因的。

　　有研究稱，卵巢早期功能不全的未婚女生可考慮凍卵，以等待未來。若打算懷孕，則可先採用荷爾蒙替代療法、促排卵藥治療。而在現代科技的陪伴下，試管嬰兒技術（IVF）如同一道奇蹟的門，也可為她們開啟了懷孕的可能。

⑯ 卵巢早衰患者仍有生育可能

　　小珍在年輕時並沒有考慮過生育，直到她步入婚姻，就開始計劃要孩子。然而，當她和丈夫嘗試懷孕兩年後，卻一直未能成功受孕。經過檢查後醫生告訴他們，小珍患有卵巢早衰。

　　醫生說：「婦女到停經以後卵巢可用卵泡幾乎用盡而不再排卵，稱為卵巢衰竭。若在40歲之前就發生卵巢能力衰退，就是所稱的卵巢早期功能不全（有稱卵巢早衰）。」醫生又說：「有文獻指出，40歲以上或有卵巢早期衰竭的婦女，由於卵巢濾泡較少，即使接受輔助生殖治療，懷孕的機率也是偏低，但仍有機會懷孕。有時，或能靠別人捐卵來做試管嬰兒。」

　　這個消息對小珍來說是個巨大的打擊，因為她深怕自己有可能無法懷孕。還好，醫生向他們提到，可透過試管療程進行集卵或集胚胎等策略，小珍才又燃起了一線希望。

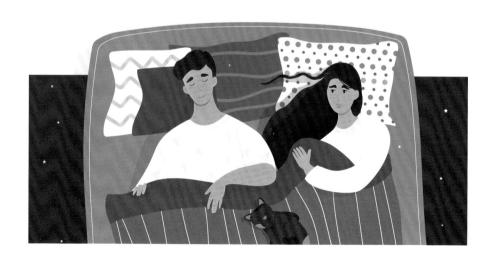

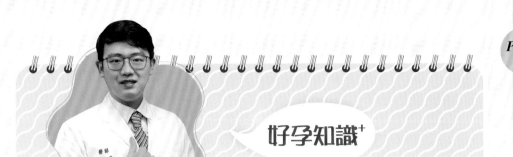

一些研究指出，有原發性卵巢功能不全的女性，可能會有月經不規則或懷孕困難。原發性卵巢功能不全的治療通常集中在雌性素缺乏引起的問題，荷爾蒙補充療法（HRT）是第一線治療。

有文獻報告，對患有原發性卵巢功能不全的年輕女性，荷爾蒙治療的益處大於潛在的風險。早發性卵巢衰竭的婦女，有時候只能仰賴別人的捐卵來做試管嬰兒，才有機會懷孕。捐卵是指一名婦女捐贈卵子以使另一名婦女能夠懷孕的過程，作為輔助生殖治療。有文獻顯示，使用捐贈卵子為卵源的輔助生殖治療，活產率（LBR）受捐卵卵子的數量及卵齡、受體年齡、受體BMI指數、移植時胚胎階段的影響。

一些研究提出，卵子受贈適用對象包括：

1.因高齡或其他原因而卵巢功能不佳，致卵子品質差或數量下降者。

2.患有早發性卵巢功能不全致卵巢庫存量少者。

3.因先天疾病，致卵巢無法正常發育，無法產生卵子者。

4.因手術、感染、化療、或高促性腺激素性性腺功能減退症等因素，而失去卵巢正常功能者。

5.攜帶有遺傳給子代的遺傳性疾病或異常基因者。

6.曾嘗試試管嬰兒療程，但週期中胚胎或卵子的品質差者。

捐卵的過程，是一種愛的傳遞，
每一位捐贈的女性將愛傳遞給那些渴望成為母親的心靈。

17 無原因性卵巢庫存量不足導致難以受孕

　　現年29歲的如芸和丈夫結婚後很想要孩子，但嘗試了很長時間始終不能懷孕。夫妻倆經過一些檢查，發現如芸的卵巢庫存量不足，也就是說她卵巢中的卵子數量不足。

　　醫生說：「女性卵巢卵子庫存量會隨著年齡增長而逐漸減少，不過，也有年輕女性可能會罹患無原因性卵巢庫存量不足的情形。」醫生又說：「引起這種卵巢庫存量不足的原因，包括了生活方式因素、環境因素等等。卵巢庫存量不足可能會導致女性難以受孕，有時需要借助輔助生殖技術等方法來幫助懷孕。」

　　面對這個困境，如芸和丈夫決定嘗試輔助生殖技術。在接受了兩次IVF療程後，如芸終於懷上了他們的第一個孩子。

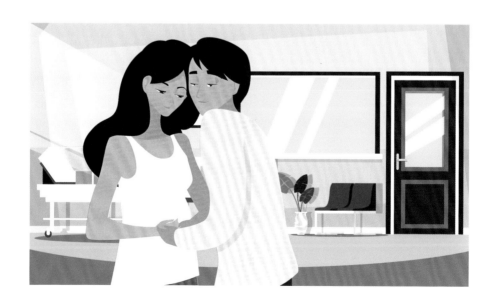

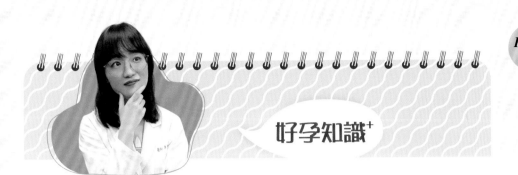

好孕知識⁺

隨著年齡的增長，由於卵母細胞質量下降，女性的生育力就跟著降低。年齡可說是卵巢功能的獨立預測因素，處於高齡的女性通常自然妊娠的機會較低。

透過抽血檢測抗穆勒氏管荷爾蒙（AMH），可以知道自己的卵巢庫存量，這也是所稱的「卵齡」。研究報告指出，年輕女性的AMH值是在2～4ng/ml，至於40歲以上就不到1ng/ml。不過仍有些年輕女性的AMH值也很低，所以想要懷孕建議能檢測AMH。至於如何解讀AMH指數的數值呢？

當AMH（ng/ml）>2，表示正常值。當AMH（ng/ml）> 3.5，表示卵子較多，但要注意有無多囊性卵巢症。

當AMH（ng/ml）<2，表示卵巢功能可能有老化現象，建議要及早計劃懷孕。

當AMH（ng/ml）<0.8，表示可能將接近停經。

AMH值的多寡，確實關係到刺激排卵的結果。但是，AMH僅能說代表卵子庫存的數目，而非代表卵子的品質。年輕的女性即便AMH值偏低，若卵子的品質仍然良好，還是有機會懷孕。因此，我們要珍惜每一刻，建議儘量不要拖到高齡才準備懷孕！

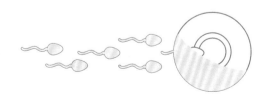

18 品質不良性排卵容易導致自然流產

　　春梅和丈夫一直渴望有一個孩子，他們諮詢生殖醫學專家。醫生安排一系列檢查後，發現春梅患有品質不良性排卵的問題。醫生說：「品質不良的卵子可能是指卵子在染色體數目或其結構上有異常，由於卵子質量不佳，所以難以受孕，也可能導致容易流產。」醫生又說：「品質不良的卵子可能受到多種因素的影響，包括高齡、生殖荷爾蒙不平衡、不良生活方式、以及遺傳等，都可能會影響卵子的質量。」

　　在醫生的建議下，春梅開始培養良好的生活習慣，如改善飲食、適當運動等，也接受了輔助生殖技術的療程。在接受PGS檢測時，醫生從多個胚胎中選擇了一個健康的胚胎，將它植入春梅的子宮內。在第一次IVF的療程後，春梅終於成功懷孕了。

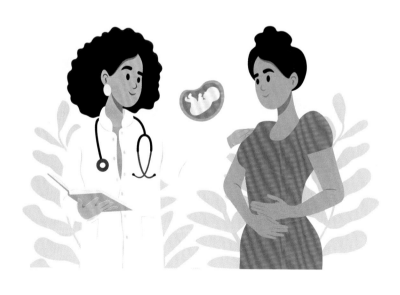

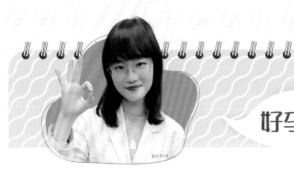

好孕知識⁺

　　有文獻指出，精子品質不佳可能會有DNA的損傷，從而可能導致流產。也有一些研究報告發現，卵子品質的差異，可能是由排卵問題引起的。多囊性卵巢症候群（PCOS）或原發性卵巢功能不全等疾病，可能排出的卵子質量不佳，而影響其受孕能力，甚至增加了流產的機率。

　　一項質量相當的研究報告顯示，與延遲開始使用甲羥孕酮（DMPA）相比，立即使用甲羥孕酮的累積懷孕率略有增加（3.6%與0.9%，風險差異2.7%，90%信賴區間0.4～5.6）。而另一份文獻報告提醒我們，外源性促性腺激素反覆刺激卵巢，可能會導致卵巢排出品質不佳的卵子。因此，能排出質量佳的卵子不僅易於受孕，又能避免不健康的胚胎，這是非常重要的。

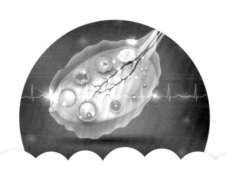

品質不良的排卵，彷彿一首悲歌，
輕輕訴說著生命的無奈。
但每一次的失落，都是奮鬥不懈的力量，
迎向生命更深層的韻味。

⑲ 養好卵子助好孕

　　阿蓮和丈夫婚後一直想嘗試懷孕，但她的月經週期不規則，因此沒辦法懷孕。阿蓮和丈夫諮詢婦產科醫師，醫師教阿蓮要開始改變她的生活方式，養好卵子以助好孕。

　　阿蓮開始遵從醫生的指示，每天均衡飲食，增加了蔬菜、低升糖水果和全穀類的攝取，同時也減少了咖啡因和加工食品的攝入。另外，阿蓮也開始每天進行適量的運動，並嘗試減輕生活中的壓力，她參加了瑜伽和冥想課程。此外，阿蓮也積極接受了中醫治療和針灸輔助療法。

　　經過一段時間的努力，阿蓮的月經週期變得規律了。終於，阿蓮在一次婦科檢查中得知自己懷孕了，這個好消息讓夫妻倆非常高興，兩人都期待著迎接新生命的到來。

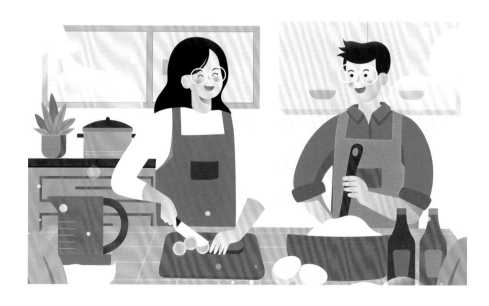

您想要「養卵」嗎？教妳幾個小撇步：

1.適當運動：保持適當運動，維持良好血液循環。有研究顯示，適當的運動可以提高生育能力。

2.適度減壓：有文獻稱，長時間的高壓環境可能使身體產生壓力荷爾蒙，影響卵子的品質。適當舒緩緊繃情緒，減少壓力，可能有助養出優質卵子。

3.健康飲食：有研究發現，補充葉酸有助於提升卵子的品質。另有文獻報告，高糖、高油、高熱量或加工過度的食物，容易導致卵子品質下降。

4.遠離汙染：據世界衛生組織（WHO）稱，接觸環境汙染物和毒素可能會直接對配子（卵子和精子）產生毒性，導致其質量下降。一些研究也發現空氣汙染會顯著增加不孕風險，並影響精子質量。

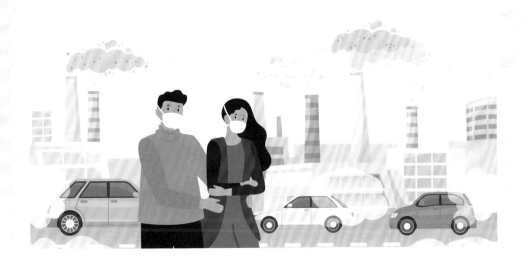

⑳ 輸卵管水腫使卵子無法順利進入子宮，導致懷孕困難

　　已婚的小莉經常感到腹部疼痛，也一直渴望擁有自己的寶寶。然而，她多次嘗試自然懷孕，都沒有成功。經過婦產科醫師採超音波及子宮輸卵管攝影檢查後，醫生確定了小莉患有輸卵管水腫的問題。

　　醫師說：「輸卵管是將卵巢的卵子運送至子宮腔的管道，輸卵管水腫會造成輸卵管阻塞，使得卵子無法順利通過輸卵管進入子宮，而導致懷孕困難。」醫師又說：「造成輸卵管水腫的原因，包括骨盆腔感染、骨盆腔手術後的併發症等。治療方法要看輸卵管水腫的嚴重程度，若只是輕度的輸卵管水腫，有時用藥物治療就可以改善，水腫的程度如果很嚴重，可能需要考慮進行輸卵管復通手術（Tubal Reversal），甚至需要靠試管嬰兒技術（IVF）幫忙才能受孕。」

　　小莉和丈夫後來決定嘗試輔助生殖技術，他們選擇了試管嬰兒（IVF），終於讓小莉懷上了他們的第一個孩子。

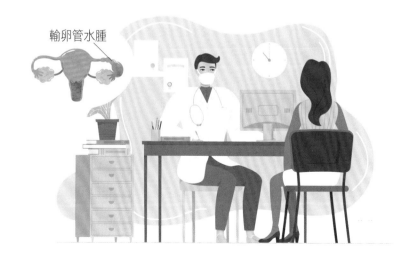

輸卵管水腫

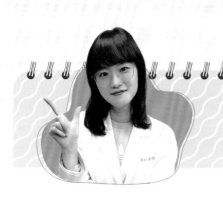

好孕知識+

　　有文獻指出，不孕的女性患者有25%～35%原因是來自於輸卵管阻塞。

　　輸卵管積水就是當輸卵管阻塞，而在輸卵管內充滿漿液或透明液體時發生的情況。這種輸卵管阻塞，使得管道的形狀可能變得顯著膨脹，有時呈現出特有的香腸狀。然而，這樣的阻塞通常是雙側性的，受影響的管道可能膨脹到幾公分的直徑。因此，輸卵管阻塞會導致不孕。

　　研究發現，遠端輸卵管阻塞的主要原因是骨盆腔炎，通常是披衣菌或淋病上行感染的結果；其次是子宮內膜異位，造成骨盆腔沾黏，輸卵管也因開口黏著而形成水腫。

　　有文獻提出，在上個世紀，大多數因輸卵管積水而導致輸卵管不孕的患者，都選擇接受輸卵管矯正手術，以打通輸卵管遠端的閉塞情形（輸卵管造口術），並去除粘連（粘連鬆解術）。不幸的是，這些患者術後的懷孕率往往較低，因為感染過程往往會永久損壞輸卵管，並且在許多情況下會再次形成輸卵管積水和沾黏；此外，子宮外孕也是其典型的併發症。

　　我們建議一定要注意個人衛生，避免披衣菌感染而導致輸卵管阻塞。當陰道分泌物有異味，應立即就診，避免引發骨盆腔發炎及不孕等後遺症。

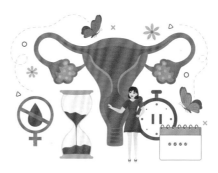

㉑ 子宮內膜厚度較薄可能導致不孕

　　阿欣和小安結婚3年一直未能懷孕，為了一圓生子夢，他們決定嘗試試管嬰兒療程。治療過程中，醫生發現阿欣的子宮內膜厚度明顯較薄，這是一個可能導致難以受孕的原因。

　　醫師說：「子宮內膜厚度對於懷孕非常重要，因為它是胚胎著床的地方。如果子宮內膜太薄（少於7mm），胚胎可能無法著床，這就影響了懷孕的成功率，而這種情況可能是由於身體內荷爾蒙不平衡或子宮內膜手術後所致。」醫師又說：「子宮內膜太薄不只容易降低胚胎的著床率，也容易出現流產，但可以用荷爾蒙補充療法使子宮內膜厚度增加，懷孕的機率就會隨之提高，也能降低流產的風險。」

　　在醫生的指導下，阿欣持續努力，最後終於成功懷孕，迎來了他們夢寐以求的健康寶寶。

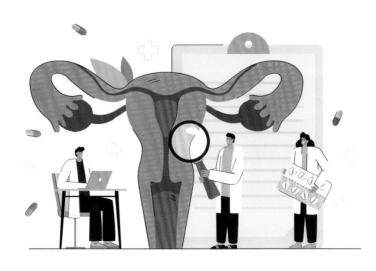

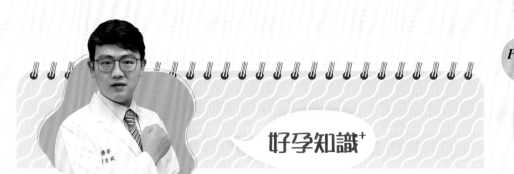

好孕知識⁺

　　有研究指出，子宮內膜夠厚，是胚胎可著床的必要條件。子宮內膜薄指的是子宮內膜過度薄弱，難以提供足夠的支持以促進胚胎著床。有文獻指出，當子宮內膜厚度小於0.7公分時，可能影響胚胎的著床，進而導致不孕或流產。導致子宮內膜薄的原因可能包括荷爾蒙失衡、先天因素、使用排卵藥物如clomiphene、曾經進行人工流產，以及接受子宮搔刮術等。

　　一些文獻提出，對於薄的子宮內膜有不同的治療方法：

　　1.輔助性的治療，包括給予低劑量阿司匹靈，以改善子宮內膜血流、或外加雌激素等。有研究發現，犀利士或生長激素也可增加子宮內膜的厚度。

　　2.有研究主張，用芳香酶抑制劑（letrozole）來代替傳統口服clomiphene排卵藥的誘導排卵作用。

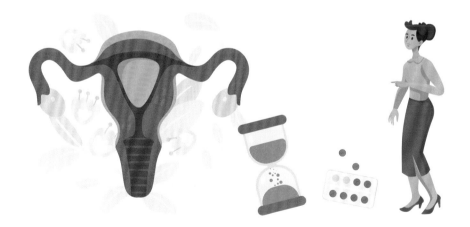

22 子宮內膜息肉會影響胚胎著床，導致不孕

　　30歲的小婷身形略顯肥胖，每次經血都很多，而且拖很久。她和先生嘗試著要懷孕已經很長一段時間，但一直未能成功，於是決定尋求醫生的幫助。經過陰道超音波檢查，醫生發現小婷的子宮內膜上有一顆息肉，這是一個可能導致不孕的原因。

　　醫師說：「子宮內膜息肉是一種在子宮內膜上形成的腫瘤，它可能影響子宮腔的形狀和結構，進而影響胚胎的著床和成長。不過子宮內膜息肉不一定會影響懷孕，但如果是長在多數受精卵著床的位置，建議採取子宮鏡切除。」醫師又說：「子宮息肉演變成惡性的發生率不大，根據報告約是0.5%～4.8%。若子宮內膜息肉位於子宮腔內其他位置且不太大，月經也正常，可以先觀察一段時間。」

　　醫生建議小婷接受手術切除息肉，以增加懷孕的機會。手術很成功，接下來的幾個月，他們遵從醫生的建議，注意排卵期並保持健康的生活方式。在手術後不久，小婷終於自然懷孕了。

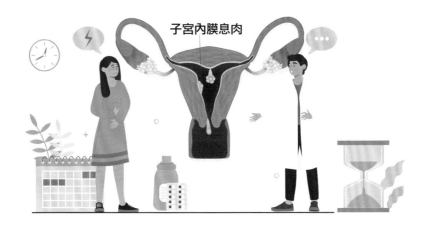

子宮內膜息肉

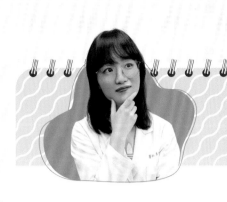

好孕知識⁺

　　有文獻報告指出，子宮內膜息肉對胚胎著床的影響主要表現在以下方面：首先，它可能導致子宮內膜的收縮和出血，進而影響胚胎在子宮的著床；其次，息肉可能干擾精子的運輸，或引起子宮內膜的發炎反應；另外，息肉本身可能被視為身體攻擊的外來元素，使胚胎植入變得更加困難。

　　儘管存在著子宮內膜息肉對生育影響的不確定性，相關文獻也指出這一影響可能與息肉的大小、數量和位置有關。此外，息肉可能阻塞輸卵管通往子宮腔的通道，妨礙精子找到卵子進行受精。同時，子宮內膜息肉還可能阻塞子宮頸管，直接影響子宮的正常功能。另有文獻指出，息肉也被認為是引起流產的一個可能原因。因此，切除子宮內膜息肉被視為是對於自然懷孕或進行人工生殖都具有積極幫助的做法。

　　有文獻提出，對於有生育需求的婦女，若子宮內膜息肉大小超過0.5cm，建議考慮進行手術移除。此外，鑒於子宮內膜息肉存在高復發機率，通常建議在切除完息肉後要積極展開懷孕計畫。

| April | | | | | | |
Mon	Tue	Wed	Thu	Fri	Sat	Sun
29	30	31	1	2	3	4
5	6	7	8	9	10	11
12	13	14	15	16	17	18
19	20	21	22	23	24	25
26	27	28	29	30	1	2

23 子宮頸黏液分泌異常導致不孕

　　阿真和春暉結婚多年一直未能自然懷孕，在尋求醫生幫助的過程中，醫生發現了阿真子宮頸黏液分泌異常的問題，這是一個可能導致難孕的因素。

　　醫生解釋說：「正常的子宮頸黏液對於幫助精子游向卵子、提供養分並保護精子免受生殖道酸性環境的影響非常重要。然而，阿真的子宮頸黏液分泌量不足，影響到精子在陰道和子宮內的存活和運動。」醫生又說：「常見導致子宮頸黏液分泌異常的原因，可能是荷爾蒙不平衡、子宮頸炎症、自體免疫性疾病等因素，治療方法有藥物治療、或輔助生育技術（如人工授精或試管嬰兒）等等。」

　　阿真接受了荷爾蒙療法和調整生活方式等治療，並經過一段時間的努力，最後她終於自然懷孕了。

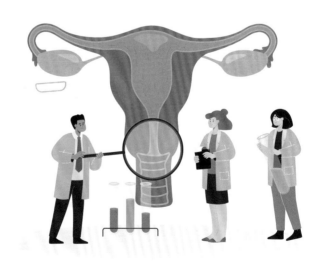

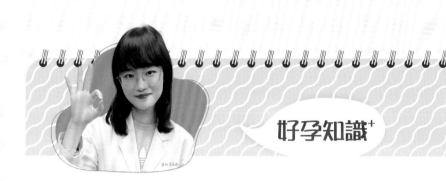

好孕知識⁺

　　根據相關研究，異常的子宮頸黏液可能妨礙精子進入子宮，但這個問題很少是不孕的主因。儘管這通常並非不孕的主要原因，但它們可能是陰道內存有細菌，引起細菌進入子宮，有時會導致精子遭到破壞。此外，一些含有精子抗體的子宮頸黏液，在精子抵達卵子之前可能會殺死精子，造成不孕。有研究發現，由於異常的子宮頸黏液可能引起子宮頸感染或形成疤痕組織，而使子宮頸黏液在排卵時無法呈現有利助孕的特性，進而造成懷孕上的困難。

　　一些文獻記載，在接近排卵期時，動情素會刺激子宮頸黏液的分泌，使其增多、富含水分且偏鹼性，有助於精子進入子宮，同時保護精子免受被吞噬細胞攻擊，並中和陰道的酸性環境以保護精子。此外，子宮頸黏液還作為精子的臨時儲存所，讓它們能在接下來的幾天內，逐漸進入女性的上生殖道。

　　有研究提出，若子宮頸黏液分泌不良，可考慮使用藥物來增加其分泌。當發現出現清澈滑潤、可拉長的子宮頸黏液時，這往往是最佳的受孕時機。

在生命的悠長旅途中，子宮頸如一道靜靜的門，
黏液是愛的守門者，輕輕守護著懷孕的門戶。

24 抗甲狀腺抗體增高可能影響受精卵著床

　　小如一直渴望有自己的孩子，但她在嘗試懷孕時遭遇了困難。經過一些檢查，醫生診斷她患有自體免疫性甲狀腺疾病。

　　醫生說：「2017年美國甲狀腺學會提出，在Anti-TPO（抗甲狀腺過氧化物酶抗體）陽性的孕婦，即使甲狀腺激素在正常範圍內，如促甲狀腺激素（TSH）>4mIU/L時，建議補充甲狀腺素；在妊娠早期，如TSH>2.5mIU/L（指南的建議範圍：妊娠早期TSH控制在0.1～2.5mIU/L），要考慮補充甲狀腺素。抗甲狀腺抗體增高可能影響受精卵著床和胚胎的發育，進而導致不孕。」醫生又說：「對於有抗甲狀腺過氧化物酶抗體（Anti-TPO）的女性，若因不孕症求診，TSH>2.5mIU/L可給予甲狀腺素補充治療，以提高受孕率，並降低懷孕後的流產率。」

　　小如接受醫生的建議，開始補充甲狀腺激素等療程。經過幾個月的治療，小如的甲狀腺功能趨於穩定。她和丈夫再次嘗試懷孕，終於成功懷上了寶寶。

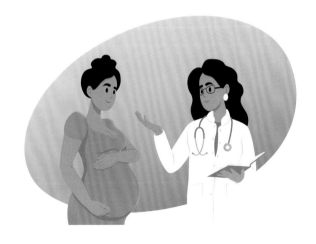

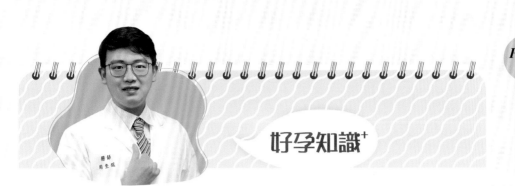

好孕知識[+]

　　女性若患有甲狀腺功能異常，常常會引起月經失調，進而影響受孕機率。有研究指出，在人體內，下視丘釋放促甲狀腺激素釋放激素（TRH），TRH刺激腦下腺垂體釋放促甲狀腺激素（TSH），而TSH則進一步刺激甲狀腺分泌甲狀腺素T3和T4。由於存在負回饋機制，當T3和T4不足時，TSH水平就會升高。

　　甲狀腺功能異常會間接影響排卵功能，進而導致不孕問題。對於患有甲狀腺功能低下的女性，懷孕後可能擔心所服用的藥物會對胎兒造成不良影響。然而，有文獻指出，常用的甲狀腺素藥物通常副作用較少，因此孕婦可以安心服用。

　　一些研究顯示，抗甲狀腺抗體（ATA）也可能對接受輔助生殖技術的女性產生不良結果，包括較低的受精率、著床率和懷孕率。然而，這方面的證據尚不確定。有趣的是，也有文獻發現，患有自體免疫甲狀腺疾病似乎對輔助生殖技術本身的成功並未產生負面影響，且在取出的卵子數量、受精率、植入率或確認的懷孕率方面並未觀察到顯著差異。

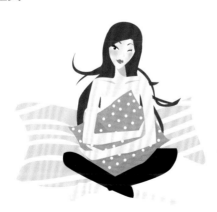

25 有抗精蟲抗體可選擇人工授精

　　阿玲和丈夫婚後嘗試懷孕有兩年了，但一直都沒有成功。經不孕專科醫師檢查發現，阿玲體內存在有相當高比率的抗精蟲抗體，使得自然懷孕變得極為困難。

　　醫師對阿玲和她的丈夫解釋說：「目前女性產生抗精蟲抗體（AsAb）的原因尚不明確，但抗精蟲抗體若存在於血液或生殖道中，抗精蟲抗體便會讓精蟲互聚成一團，使精蟲的活動力降低，而造成不易受孕。」醫師又說：「阿玲的體內存在有抗精蟲抗體比率已達47%，治療方法可用人工授精，即先將精蟲洗滌除去附著在精子上的抗體，再將洗滌後的精液打進子宮腔內；當然，也可以直接選擇輔助生殖技術，如試管嬰兒技術。」

　　他們考慮後選擇了人工授精的方法，在嘗試2次人工授精後，阿玲終於懷孕了。

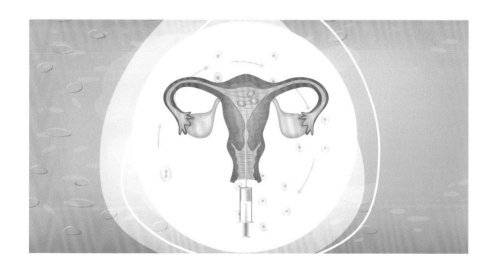

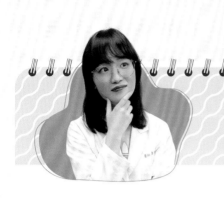

好孕知識⁺

　　有研究指出，女性的精子免疫反應可能降低自然受孕的機會。來自女性血清的抗精子抗體已被證實能夠抑制人類和一些動物的試管嬰兒。抗精子抗體導致不孕的原因是什麼呢？在男性中，這可能是由於血睪屏障的破壞，使得睪丸內的精子與血液抗體接觸。而在女性中，有被認為可能是由於子宮壁受損所致。

　　為什麼精子顯微注射（ICSI）是免疫性不孕症的一種選擇？這歸因於抗精子抗體可能對受孕產生干擾，而這種情況可能造成卵巢儲備的減少、輸卵管、子宮頸或子宮內膜腔的變化，以及精子DNA片段化的形成等。根據文獻記載，如果女性宮頸粘液中存在抗精子抗體，精子顯微注射可避免精子與抗體接觸，防止潛在的傷害。此外，在ICSI的過程中，可以選擇具有最佳運動性和形態的精子，同時避免精子與子宮頸粘液接觸，從而使精子免受pH值、細菌或可能抗體的影響，以提高受孕的成功機率。

　　有研究發現，如果抗精子抗體比率大於30%，建議先嘗試子宮腔內人工授精，但若經3次人工授精未成功，則建議轉為試管嬰兒；若抗精子抗體比率大於50%，則建議選擇試管嬰兒；而如果抗精子抗體比率超過80%，由於卵子受精機率明顯降低，因此建議選擇卵細胞質內單一精子顯微注射術的「第二代試管嬰兒」療程（IVF-ICSI），以提高受孕的成功率。

在溫柔的懷抱中，愛的橋樑架構，
抗精蟲的阻礙，是否能被愛繞道而行？

26 輸卵管外孕手術後導致不孕

　　小惟是一位渴望擁有孩子的女性，在多次嘗試懷孕後，她的夢想似乎要成真了，然而她的喜悅很快就轉為悲傷。在第一次懷孕的早期，小惟感受到腹部劇烈疼痛，她趕緊就醫，但醫師告訴小惟，這次懷孕是輸卵管外孕，是極危險的狀況，需要立即手術。手術很順利，拯救了小惟的生命，但她的一側輸卵管不得不被切除，這使得她日後自然懷孕的機會可能大大減少。

　　小惟和丈夫一起去諮詢不孕症專科醫師，醫生說：「可嘗試輔助生殖技術，如試管嬰兒（IVF）。當然，如果尚存有一邊通暢的輸卵管，也可採用配子輸卵管內移植（GIFT）或受精卵輸卵管內移植（ZIFT）。但是，GIFT和ZIFT尚要IVF所不需要的外科手術過程，因此目前IVF仍是不孕症中心的首選。」

　　小惟和丈夫最後選擇了試管嬰兒（IVF）治療方案。經過兩次IVF的療程，小惟終於懷上了他們夢寐以求的寶寶。

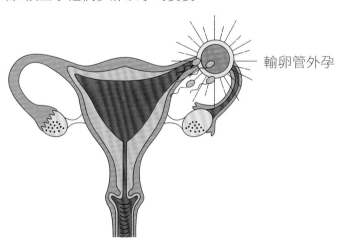

輸卵管外孕

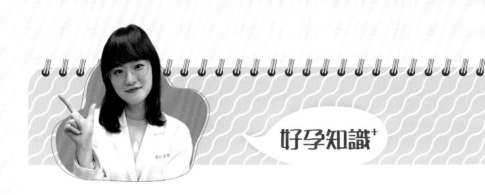

好孕知識⁺

在正常情況下，胚胎應在子宮腔內著床發育，但如果胚胎著床位置在子宮以外，即稱為子宮外孕。文獻記載，大約95%的子宮外孕發生在輸卵管，少數則發生在卵巢、骨盆腔等其他位置。對於有子宮外孕史或曾接受輸卵管手術（如輸卵管重建手術）的女性，發生子宮外孕的風險相對較高。

有研究指出，若患者無症狀或症狀輕微、無生命徵象不穩定、β-HCG指數不高、子宮外孕組織體積較小且肝腎功能正常，醫師可考慮使用肌肉注射化學藥物MTX，以促使子宮外孕組織萎縮並消失，後續再追蹤β-HCG至正常值。然而，若病情較嚴重，需要腹腔鏡或剖腹手術來進行輸卵管保留手術或切除子宮外孕的輸卵管。在緊急情況下，如存在腹腔大量出血導致休克，或有嚴重的骨盆腔沾黏等情況，則應立即選擇剖腹手術。

有研究發現，早期進行藥物治療並未對生育結果產生不良影響。在眾多回顧性研究中，與保守治療的輸卵管造口術相比，根治性的輸卵管切除手術在手術後的生育能力方面呈現較低的趨勢。然而，在調整混雜因素後，這種差異並沒有達到統計學上的意義。

子宮外孕

27

　　小欣是一位擁有兩個可愛孩子的母親，生完老二後她和丈夫決定「封肚」，於是她接受了輸卵管結紮手術。然而，幾年後小欣的心情開始改變，她希望能再多有一個家庭成員，給孩子們多一個弟弟或妹妹。

　　小欣和丈夫開始尋求醫生的協助。醫生告訴他們：「即使已經做輸卵管結紮手術，還是有方法可以幫助你們達成再次懷孕的願望，一是做試管嬰兒（IVF），另一是做輸卵管再接通手術（Tubal Reversal）。」

　　經過思考後，他們選擇了輸卵管再接通手術。手術後不久，小欣身體已恢復。經過幾個月的努力，小欣懷孕了。這個消息讓她和家人非常興奮，10個月後，整個家庭高興地迎接新成員的到來。

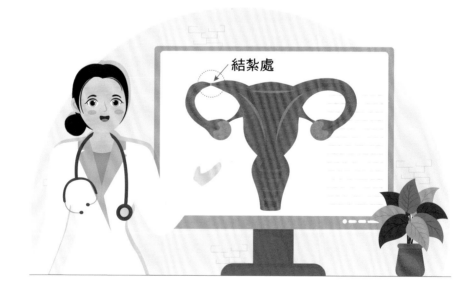

結紮處

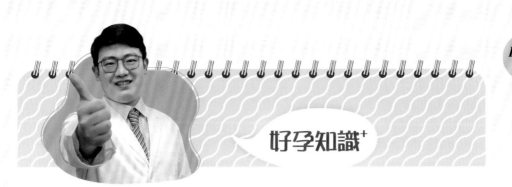

好孕知識⁺

　　根據文獻報告，在輸卵管結紮的情況下，再次懷孕的機率介於1‰～3.7‰之間。有研究發現，即使進行輸卵管結紮後的再接通手術，懷孕並不容易，輸卵管復通手術的成功率介於45%～85%之間。至於再接通後能否成功懷孕，仍受多種因素的影響，包括年齡、原先輸卵管結紮的類型和個體健康狀況等。

　　有研究者建議，對於結紮後仍希望再次懷孕的女性，如果年輕且卵巢庫存量良好，可以考慮選擇進行輸卵管再接通手術，讓術後能有自然懷孕的機會。然而，進行輸卵管重建手術後，輸卵管的長度至少需達到5公分，其中壺部至漏斗部的長度需要3公分，而峽部又需2公分，方能保有較好的生育功能。需要注意的是，重建後再次懷孕的女性存在較高的子宮外孕風險。有文獻提出，輸卵管結紮後的女性若已屬高齡、卵巢庫存量較低、且有急迫再孕的壓力，或存在男性不孕的因素，則建議直接考慮進行試管嬰兒療程。

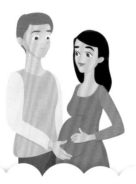

曾經的決定，似乎是時間的一頁，
卻不能固守生命的風，無法阻攔未來的希望。

28 凍卵，為未來的人生預留生育與否的選項

　　年輕的小君是一位堅強的女性，她需要接受乳癌的手術，可能也需要接受術後放射治療或化療，這些治療都會影響她的生育能力。醫生建議她「凍卵」，並告訴她：「凍卵就是將卵子冷凍保存在低溫下，用以延遲生育計劃的選擇。患有乳癌的年輕女性，冷凍卵子可能可以為未來保留生育的機會。」

　　在與醫生和家人討論後，小君決定採取行動，保護自己未來可能成為母親的機會。於是，小君在接受乳癌手術前決定進行凍卵。小君的選擇並不容易，她經歷了身體和心靈上的挑戰，然而，她知道這是保留未來生育機會的最佳方法。

　　在經歷了艱難的治療過程後，小君成功戰勝了乳癌。康復後她展開新的人生，並走入家庭。幾年後，小君和先生決定使用她保存的卵子進行試管嬰兒療程。在醫生的幫助下，她順利懷孕了。

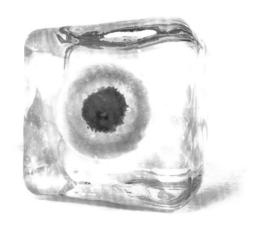

好孕來了！婦產科主治醫師全方位解析男／女不孕及人工生殖＋不孕症中醫調養秘訣

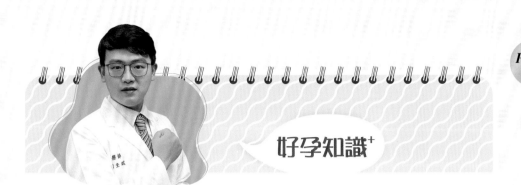

好孕知識⁺

卵子的品質會隨著年齡增長而下降，因此較早冷凍卵子可能卵子品質比晚年自然懷孕時更高。根據研究報告，對於一些女性被診斷出患有某些癌症，並將接受可能損害卵巢的治療時，可以考慮冷凍卵子，保存未來生育的機會。但有文獻指出，不同冷凍卵子中心的臨床結果存在差異，冷凍保存不會帶來與妳在冷凍年齡自然嘗試有相同的懷孕機率。

一些研究指出，冷凍卵子的過程通常包括以下步驟：首先，經排卵藥刺激濾泡生長，當濾泡成熟後進行取卵手術，接著將卵子冷凍保存在極低溫的液態氮桶內。解凍後，卵子可供試管嬰兒療程使用。整個冷凍卵子的療程通常約14天，包括超音波檢查、排卵針劑注射、取卵手術以及卵子冷凍保存等步驟。

取卵手術是在無痛的全身麻醉下進行，透過陰道超音波導引從卵巢取卵。儘管手術後要有一定的恢復時間，但身體通常會很快回復正常。有文獻指出，如果冷凍卵子的費用是由政府補助，則在35歲或38歲之前進行冷凍卵子，將來有進行試管嬰兒療程的比例需達49%～61%，始具有成本效益。

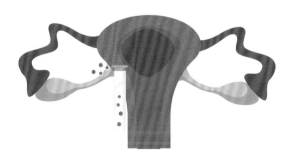

29 先治療自體免疫疾病，再計畫懷孕

　　明慧結婚後和丈夫一直希望有一個寶寶，然而，他們卻面臨著不孕的困擾。經過抽血檢查，醫生發現明慧體內存在抗凝血系統抗體，這是一種自體免疫疾病，可能導致懷孕困難和習慣性流產。

　　醫師對明慧和她的丈夫解釋說：「抗磷脂抗體（APA）會攻擊血液中的凝血因子，增加血栓形成的風險。抗凝血系統抗體會影響胚胎在子宮內的著床，增加了早期流產的風險，甚至導致不孕。」醫師又說：「如果抗凝血系統抗體是紅斑性狼瘡（SLE）引起的，就需要先治療這個疾病，以改善本身的免疫狀態。而在病人準備懷孕前先給抗免疫藥物來降低抗體，以及控制血栓的藥物，例如使用阿斯匹靈、肝素等。」

　　醫生為明慧制定了一個治療計劃，包括使用抗凝血劑和抗免疫藥物。在接受治療的幾個月裡，明慧接受了密切的監測和醫生的指導，最終，她成功懷孕了。

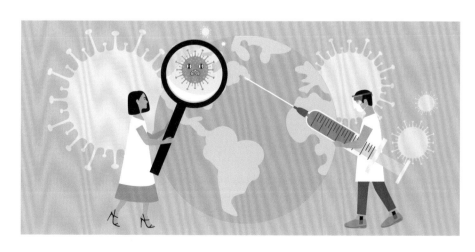

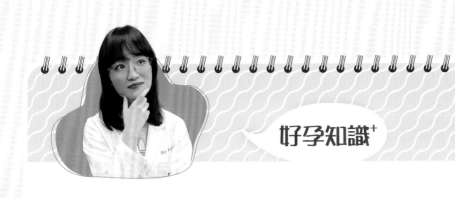

　　真的！若不是不孕或有習慣性流產，有些自體免疫疾病的病患，就是沒有什麼症狀。根據研究報告，自體免疫疾病的一些例子包括抗磷脂症候群、系統性紅斑性狼瘡、類風濕性關節炎等等。這些自體抗體會破壞生殖系統、降低精子活動力、或攻擊胚胎等，進而導致不孕。另有文獻指出，與懷孕相關的問題包括易形成血栓，而導致流產、妊娠高血壓、子癇前症、胎盤早期剝離、或胎兒生長遲滯等併發症。

　　有研究指出，當有自體免疫抗體濃度過高時，在備孕前仍先以藥物治療為宜，讓免疫狀況趨穩後再懷孕。臨床上有以口服阿斯匹靈、類固醇、施打低分子量肝素、免疫抑制劑等來加以控制。也就是說，將免疫狀態控制在適合懷孕的情況下，才能提升卵子的品質，而增加成功懷孕的機會。

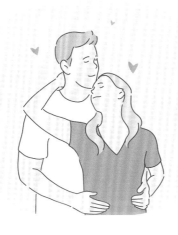

30 降低免疫系統攻擊，提高懷孕機率

　　小蕙婚後很渴望懷孕生子，但卻一直無法順利懷孕。經過血液檢查，醫生發現她體內存在抗磷脂抗體（APA），這是一種自體免疫性疾病，可能導致不孕。醫生說：「抗磷脂抗體是一種自體免疫抗體，它會攻擊自己身體內的磷脂質，導致血栓的形成，造成難孕、習慣性流產、子癇前症、胎兒生長遲滯、早產或胎兒死亡等等。」

　　免疫科醫生為小蕙制定了一個治療計劃，包括免疫調節治療，以降低免疫系統的攻擊，而提高懷孕的機會。經過半年的治療，小蕙的抗磷酸脂質抗體水平逐漸下降，同時她也接受了輔助生殖技術的幫助，小蕙終於懷上了自己的寶寶。

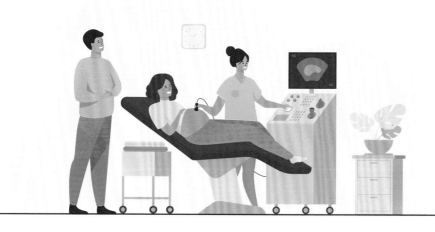

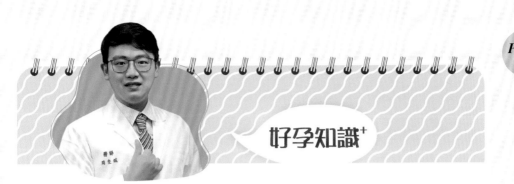

　　一些文獻記載，若自體免疫抗體指數異常，可能會造成不孕，或著床不易；有些易形成血栓，進而影響胚胎的著床，或造成習慣性流產。有關自體免疫抗體的檢查項目包括：

　　1.抗磷脂抗體（APA）：SLE的血清中常會出現這種抗體。APA測定也可檢測大多數纖維肌痛患者的異常免疫反應。

　　2.抗心脂抗體（ACA）：ACA可見於SLE和其他自身免疫性疾病，與血栓形成和自然流產密切相關。

　　3.抗核抗體（ANA）：可用來診斷全身性紅斑性狼瘡（SLE）、類風濕性關節炎，或乾燥綜合症等。

　　4.免疫球蛋白G&A：研究發現，在SLE、類風濕性關節炎、乾燥綜合症疾病中，其自體免疫抗體都屬於IgG型，而缺乏IgA也可能存在自身免疫性疾病。

　　5.類風濕因數（RF）：可檢測與類風濕性關節炎相關的自身抗體，也可用於其他自身免疫性疾病，如SLE。

　　6.抗甲狀腺過氧化酶抗體（Anti-TPO Ab）：血液中存在TPO抗體，表示甲狀腺的病因是自體免疫疾病，例如橋本氏症或格雷夫茲病。

　　7.抗甲狀腺球蛋白抗體（ATA）：研究報告稱，此檢測可用來鑑別是否為甲狀腺自體免疫疾病，但也會出現在其他自體免疫疾病，例如類風濕性關節炎。不過，少量的ATA也會出現在將近20%無症狀的個體。

　　元禎從年輕時就夢想擁有美滿家庭，然而，她經常有下腹部疼痛和異常的陰道分泌物，忍耐很長一段時間後，她決定去看醫生。經過檢查，醫生診斷她罹患披衣菌感染。醫生說：「女性感染披衣菌可能會造成子宮輸卵管發炎和輸卵管阻塞，男性感染則會導致副睪炎而造成不孕。」醫生又說：「女性感染披衣菌，除了要以抗生素治療外，若相當時間內不能懷孕，最好進一步安排輸卵管攝影檢查，以確認輸卵管是否暢通。」

　　元禎跟先生都接受了抗生素治療，她的披衣菌感染最終也得到控制。這段經歷讓她更加注意健康和生育的機會，在和丈夫一起努力半年後，他們終於成功地自然懷孕了。

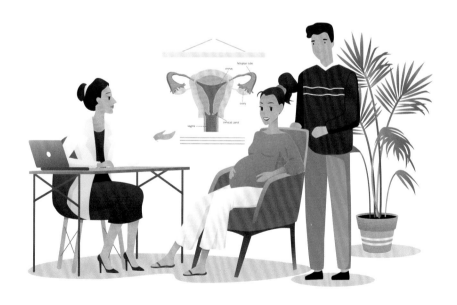

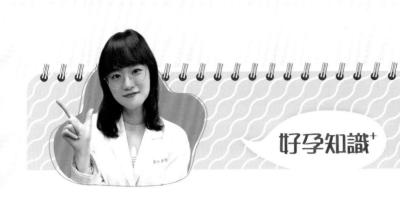

好孕知識⁺

　　有稱披衣菌為「沉默的性病」，它在女性生殖道內可能引起廣泛的瘢痕形成和粘連，進而導致輸卵管阻塞。披衣菌感染可能引起難聞的陰道分泌物、小便疼痛等症狀，但一般情況下，其感染的症狀並不明顯，容易被忽略。相關研究指出，披衣菌感染會增加女性骨盆腔炎的風險，然而，透過適當的抗生素治療，可以預防受感染婦女發生子宮外孕和輸卵管因素不孕的風險。

　　一些文獻指出，若孕婦感染披衣菌，可能會傳染給胎兒，而導致早產、結膜炎，甚至引起肺炎。因此，建議患者能夠透過檢查早期發現感染，並盡早進行治療。若女性感染披衣菌治療後仍有長時間不孕的情況，建議安排輸卵管攝影檢查，以確定輸卵管是否通暢。如果確認存在輸卵管阻塞，則可以考慮進行腹腔鏡手術，以打開被阻塞的輸卵管。

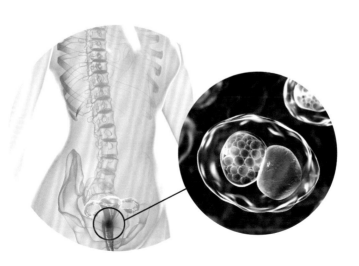

32 抽菸讓卵巢濾泡消失較快，不孕機率增高

　　艾雯是個年輕女性，婚後她一直希望趕快懷孕。然而，儘管她和丈夫努力嘗試懷孕，但一直未能成功。在一次婦產科檢查中，醫生告訴她，不孕問題可能與她的抽菸習慣有關。

　　醫生說：「有抽菸習慣的女性，她們的卵巢濾泡消失可能會較快，導致不孕的機率較高。有抽菸習慣的男性，他們的精蟲濃度、活動力會降低，精子的異常形狀也會增加，進而影響生育能力。」醫生又說：「女性有抽菸習慣，子宮外孕的發生率也會增加。另外，吸菸會使免疫力下降，增加陰道細菌感染的可能，易導致妊娠流產或早產。」

　　聽完醫生的解說，艾雯感到震驚和懊惱。她知道抽菸對健康有害，但沒想到也會影響生育力。於是艾雯下定決心戒菸，並開始使用尼古丁替代療法。在家人和朋友的支持下，艾雯成功戒除了菸癮。幾個月後，她意外得知自己懷孕了，令她喜不自勝。

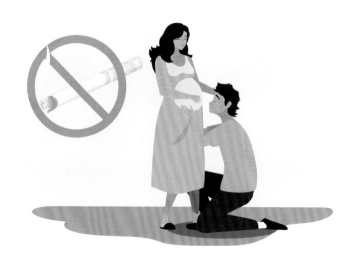

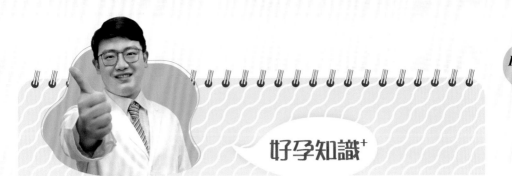
好孕知識[+]

　　根據研究統計數據顯示，吸菸會降低卵巢中卵子的數量和品質，進而對女性的生殖系統和生育能力產生負面影響。此外，吸菸還可能導致月經週期縮短，使罹患不孕症的風險比無吸菸者高出1.6倍。吸菸同時也會導致卵細胞的病變、荷爾蒙失調，並降低輸卵管的功能，造成不孕。

　　有文獻指出，有吸菸習慣的女性卵子的卵殼容易變厚，使得精子難以穿透變厚的卵殼而完成受精。若精子無法成功鑽入卵子，則將影響受孕的機會。有文獻報告指出，吸菸產生的毒素可能在卵泡液中積聚，進而導致卵泡耗竭。此外，孕婦吸菸可能增加流產、早產、死胎以及胎兒體重過輕等風險。

　　因此，讓我們將菸蒂換成清新的空氣，與煙霧告別，共同來迎接美好生育的陽光。

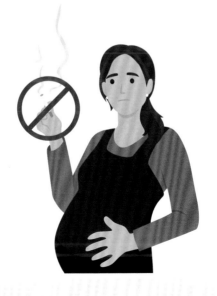

　　立婷是一位事業有成的女性，年輕時因為考量事業發展，她暫時沒打算懷孕，所以一直以口服避孕藥來避孕。為了怕長期使用避孕藥會造成不孕，所以她打算請教婦產科醫師。

　　就醫後，醫生告訴立婷：「口服避孕藥是藉由影響體內雌激素與黃體素濃度，使女性維持在無法受孕的狀態。若長期使用口服避孕藥，一旦停藥，卵巢有可能需要幾個月的時間才恢復正常的排卵功能。」醫生又說：「若是長期服用避孕藥，在想要計畫懷孕時，為了讓卵巢恢復到正常的排卵機能，建議在6個月前就停止服用避孕藥，較有利於懷孕。」

　　在醫生的建議下，立婷仍繼續使用口服避孕藥。不過，在計畫懷孕的前6個月她就停止服用避孕藥，並開始做生育準備。經過一段時間的努力，立婷和先生迎來了懷孕的好消息。

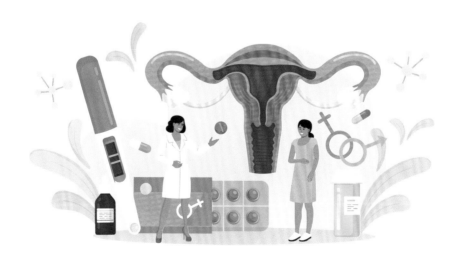

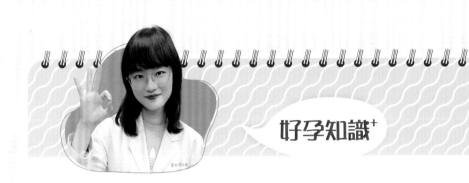

好孕知識⁺

　　有文獻指出，「停止服用避孕藥後，您應該至少等待3個月才能嘗試懷孕」的說法，這是一個神話！因為，一旦您停止服用避孕藥，幾天之內激素的作用可能就會消失，您可能立即開始排卵並懷孕了。您似乎有興趣了解懷孕前應何時停止服用避孕藥？

　　有研究發現，如果您正在服用複方避孕藥，含有雌激素（estrogen）和孕激素（progestin）的避孕藥，大多數女性的月經會在停止服用此種避孕藥1～3個月內恢復正常，並有懷孕的可能。有研究報告指出，大多數女性在停藥後1年內能夠懷孕。有稱「迷你藥丸」，它是僅含孕激素（Progestin）的藥丸，實際上並不像複方藥丸那樣能阻止排卵，它們是使子宮內膜變薄，以防止受精卵著床。但有研究指出，由於一旦停止服用這些「迷你藥丸」，內膜可能就會開始變厚，因此有可能在幾週甚至幾天內懷孕。

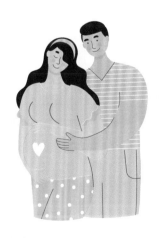

34 頻繁墮胎，當心引發子宮內膜粘連

　　艾希早婚，婚後經歷過一次意外懷孕，由於種種原因，她和丈夫做出了終止妊娠的決定。當時他們認為這是最好的選擇，但墮胎後艾希的月經量顯著減少，幾年後她渴望再次懷孕，卻始終無法如願。

　　她們開始嘗試許多方法，包括定期的排卵檢查、營養調整。然而，時間過去了一年，一直沒有好消息，艾希感到沮喪和焦慮，開始懷疑先前的墮胎手術是否對她的生育力造成影響。

　　艾希和丈夫一起去向婦產科醫生諮詢，醫生說：「墮胎不一定會造成不孕，但較多次的墮胎手術可能會增加不孕的風險。墮胎手術後，若月經量顯著減少，就要確認是否有子宮內膜粘連的情形，因為子宮內膜粘連會影響子宮內膜的生長，使受精卵難以成功著床」。

　　醫生建議艾希接受子宮鏡檢查及子宮內膜粘連分離手術，以恢復子宮內膜的正常厚度和功能。手術後，艾希的月經量也逐漸恢復正常。再經過一段時間的調養，艾希終於順利懷孕了。

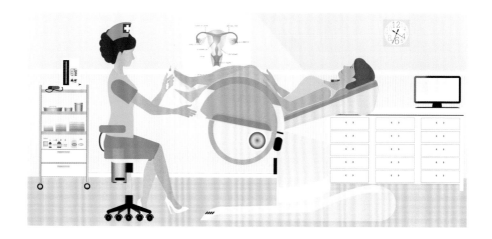

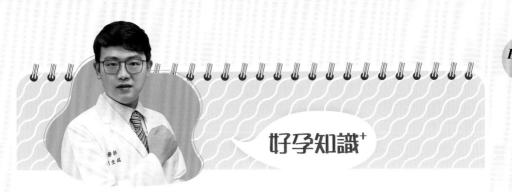

　　有文獻指出，導致子宮腔沾黏的形成是多因素的，而子宮內手術是最重要的誘發危險因子。據一些研究稱，頻繁流產可能會導致子宮腔黏連，這是子宮內膜腔中形成的纖維組織帶，可能會導致月經異常和不孕症。

　　Asherman's Syndrome又稱子宮腔沾黏症候群，是指子宮內壁因為某些原因引起沾黏，造成子宮腔全部或部分閉塞。一些研究稱，引起子宮腔沾黏的因素包括人工流產術、子宮內手術、子宮肌瘤摘除術、中期引產，若合併感染，更容易使子宮腔發生沾黏。根據黏連程度，臨床的表現也有差異，包括月經過少、閉經、痛經、反覆流產及不孕等。當懷疑有子宮腔沾黏時，應安排子宮輸卵管攝影以確認診斷。一旦發現有子宮腔沾黏，則需進行子宮鏡檢查及治療，將沾黏的地方去除。

　　有文獻記載，人工流產的次數與發生Asherman's Syndrome的關聯為：墮胎1次的機率為30%，墮胎2次的機率為50%，墮胎3次的機率為70%。

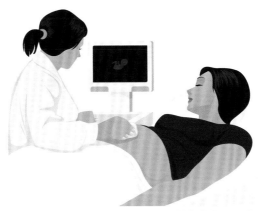

35 自體免疫疾病，導致重複性流產

　　雅芯和丈夫一直渴望有一個寶寶，但每當雅芯懷孕時，幸福似乎就只在指尖流轉，每一次懷孕都在早期流產中化為泡影。在經歷了三次重複性流產後，夫妻倆感到十分的絕望和失落。經過不孕症專科醫師一系列的檢查和評估後，醫生發現雅芯血中ANA抗核抗體的指數太高了。

　　醫生說：「有關自體免疫疾病，除了甲狀腺疾病、類風濕性關節炎、乾燥症、紅斑性狼瘡等可能會被及早檢查出來外，無臨床症狀的自體免疫疾病，常是在重複性流產或不孕時才被發現。」醫生又說：「血中ANA抗核抗體指數如果太高，在準備懷孕前可以選擇服用低劑量阿斯匹靈，亦可以依個案情況不同加上奎寧類的藥物、注射肝素、或施打免疫球蛋白等等免疫治療，以穩定其免疫功能。」

　　醫生為雅芯制定了一個治療計劃，包括免疫調節療法和定期監測免疫抗體指數。雅芯接受了一段時間的治療，經過一年的努力終於成功懷孕，在足月時生下一個健康的寶寶。

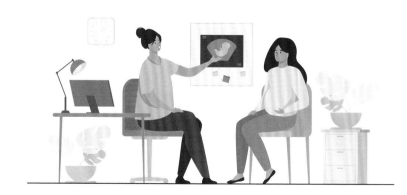

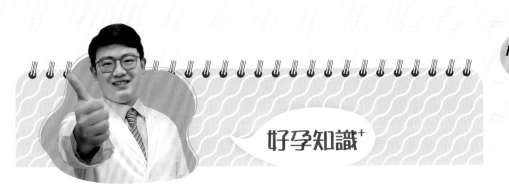

有研究發現，一些自體免疫疾病可能會影響血液凝固或產生攻擊胎兒或胎盤的異常抗體，進而導致反覆流產。抗磷脂症候群是一種自體免疫疾病，是反覆流產的常見原因。相關文獻指出，抗甲狀腺自體抗體與復發性流產風險增加有關。好消息是，其中一些病症是可以治療的，並且可以成功懷孕。

一些研究指出，有自體免疫疾病的患者，計畫懷孕前建議做好以下的評估：

1.病情是否適合懷孕？

在考慮懷孕前，先測定自體免疫抗體指數，尤其是紅斑性狼瘡、類風濕性關節炎、多發性肌炎等疾病。若病情未得到有效控制，可能影響胚胎著床，增加流產、早產等風險。

2.使用的藥物是否會影響胎兒？

在準備懷孕前，應先以藥物治療，將免疫抗體指數降到正常值。此時宜評估治療自體免疫疾病之藥物是否對母親及胎兒造成影響。

3.母體抗體對胚胎發育的影響？

要密切觀察自體免疫抗體指數的變化，以評估是否會影響胚胎的正常發育。建議等待免疫狀況穩定後再嘗試懷孕。

攻擊胎兒的自體免疫抗體，宛如無形的劍刃，
造成反覆的流產。相信抗體的攻擊，
反而讓母親的愛更加堅韌，也蘊含著好孕奇蹟的到來。

36 越配月經異常 求助婦科診所，喜迎千金

　　世新和來自越南的妻子氏香組成一個跨文化背景的家庭，但他們卻遭遇了一個艱難的挑戰。婚後，夫妻倆都很期待小寶寶的降臨，然而，氏香卻有著月經異常和不孕的困擾。

　　氏香一直經歷著不規則的月經週期，讓夫妻倆擔心這可能是造成不孕的原因。他們在台灣的一家婦產科診所尋求了幫助，經過檢查後，發現氏香患有多囊卵巢綜合症（PCOS）。這可能是導致氏香月經不規則、不孕的原因。在接受了適當的治療後，包括藥物療法、飲食調整和生活方式改變，氏香的症狀逐漸得到改善。

　　夫妻倆也向醫師詢問其他的生育選項，例如試管嬰兒技術。他們最後接受了輔助生育技術的試管嬰兒（IVF）療程，並在醫生和醫療團隊的協助下，氏香成功懷孕了。這對他們夫妻倆來說是一段不容易的旅程，不只迎來一位可愛的女寶寶，也譜寫了一個美好的家庭故事。

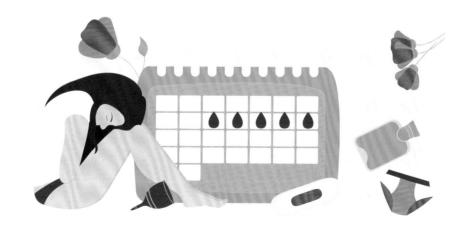

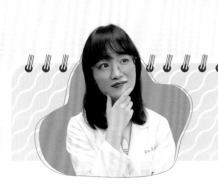

好孕知識⁺

　　為了鼓勵生育，對於有健保身分的孕媽咪，在產檢方面，目前政府補助產檢的次數提高到14次；可以公費產檢的項目包含了以下7大項：例行檢查、抽血、產檢驗尿、3次產科超音波檢查、產前乙型鏈球菌篩檢、妊娠糖尿病篩檢、產前貧血檢查。

　　Để biết thông tin liên quan, vui lòng tham khảo trang web của Dịch vụ Y tế Quốc gia của Bộ Y tế và Phúc lợi tại https://www.hpa.gov.tw/.

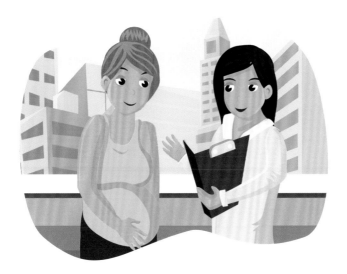

③⑦ 多囊性卵巢綜合症的中醫調養

　　愛媛是一位已婚女性，希望能夠成功懷孕，但她有著肥胖症和多囊性卵巢症候群。經過一段時間的努力後，愛媛決定尋求中醫的協助。中醫師在進行全面評估後，為她制定了一個治療計劃，包括中藥、針灸、飲食建議和生活方式的調整。

　　愛媛積極參與了中醫治療，同時也遵從飲食計劃。中醫師根據她腎、脾、肝三臟功能的失調問題，採取滋腎陰、補脾陽、疏肝理氣的調理方案。同時，她也接受了定期的針灸治療，以幫助她有正常的月經週期和排卵。除此之外，愛媛也學會了保持規律的作息和減壓的生活方式。經過數月的中醫治療，她的月經週期變得規律，排卵問題也改善了。她和丈夫再次嘗試懷孕，終於成功地懷上了寶寶。

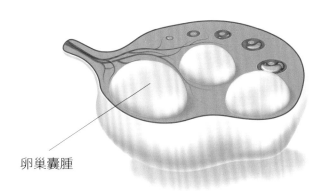

卵巢囊腫

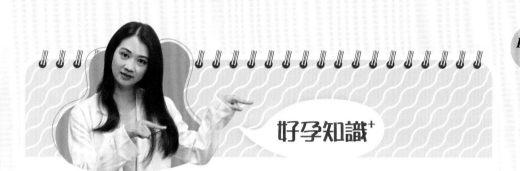

好孕知識+

　　肥胖者常因多囊性卵巢綜合症而導致不孕。中醫調理上，一方面就是要調整體內的新陳代謝，讓失控的血糖、血脂恢復正常，另一方面還是要讓月經週期能正常。中醫師會使用一些特定的中藥方劑，以助於激活脾胃功能，促進新陳代謝，調節血糖和血脂水平。同時，中醫師會注重飲食和生活方式的調整，以達到增肌減脂、調整體重的效果。

　　對於月經週期的調理，中醫師會著重於平衡女性的陰陽調和，通過選用一些補益養陰、活血化瘀的中藥，來維持正常的月經週期。同時，中醫師會強調情緒管理的重要性，因為情緒的波動也可能對月經週期產生影響。

　　對於有懷孕需求者，中醫師會選擇一些具有滋補腎陰作用的藥物，來提升卵子的品質。所以，中醫可根據不孕患者體質調配一些補腎培本藥，以提升卵子的成熟度，而增加受孕機率。

　　最重要的是，中醫師也會提醒患者避免自行亂用藥，而是應在中醫師的指導下進行調理，以確保治療方案的適應性和有效性。

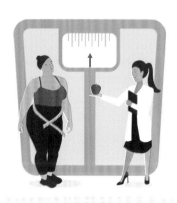

38 遠離毒品，為寶寶預約成功人生

　　年紀輕輕的巧玲，生活因毒品成癮而失去了控制。她經常陷入毒品的迷幻世界。婚後，她和丈夫嘗試懷孕，卻屢屢無法如願，因此到婦產科診所尋求醫生的協助。

　　醫生告訴他們：「吸毒會影響下視丘-腦下垂體-性腺軸的機轉。男性吸毒會導致性慾減退、精子質量降低；女性吸毒會導致月經異常、不排卵。」醫生又告訴他們：「想要懷孕就要先戒掉毒品，為了承受戒斷反應帶來的身體不適，懷孕的時間點以在戒毒後1～2年較為適宜。」

　　巧玲聽後決心戒毒和接受各種心理輔導，經過1年的努力，她終於成功戒除了毒癮。在醫生的指導下，她也成功地懷孕了，這次懷孕對巧玲來說是人生的一個轉折點，她決心為孩子繼續保持健康的生活方式，永遠遠離毒品。

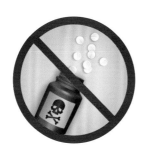
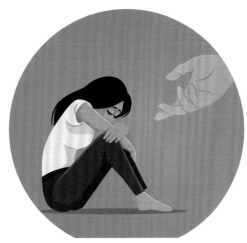

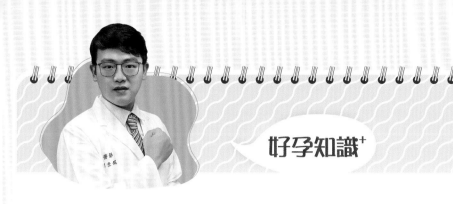

　　有研究指出：「即使您戒毒，您可能仍然難以懷孕或健康懷孕，這個說法並不完全正確」。一些文獻記載，「吸毒成癮會對生殖器官造成損害，進而影響生育能力。」也有研究提出：「很多人以為只要戒掉毒癮就可以隨時懷孕，其實剛戒完毒身體的狀態都是沒達到正常標準，有些人很難懷孕，即使成功懷孕，也可能不能孕育健康的寶寶，嚴重時甚至對母胎都不利。」有文獻稱，因為剛戒掉毒品會產生戒斷症候群，所以戒毒後的懷孕時機不宜過早，而且應在專業人員的監測下尋求正確的協助。

　　因此，若懷孕的女性有吸毒習慣，應在產檢時主動告知醫師。有研究發現，由於在戒毒期間可能發生戒斷現象，可能有死胎的情形發生，或在嬰兒未娩出前出現戒斷症狀，進而引發孕母心臟衰竭。

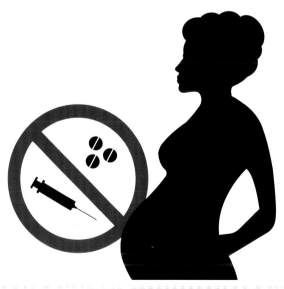

㉟ 感染淋菌性病造成女性不孕

　　美妃和丈夫一直尋求能懷孕生子，卻一直未能如願。在一次婦科檢查中，發現了美妃感染淋菌性病。醫生說：「性傳播感染病會影響生育能力，應早期檢測，早期治療。淋菌進入生殖道後會引起子宮頸炎，上行至輸卵管時會造成輸卵管發炎，甚至導致輸卵管阻塞而無法自然受孕。」醫生又說：「非淋菌性感染的披衣菌病原體也會出現輸卵管炎、子宮內膜炎等，若不及早治療，嚴重恐導致流產、子宮外孕與不孕等後遺症。」

　　醫生立即為美妃進行了適當的抗生素治療，美妃的先生也接受了相關的檢查和治療，以確保兩人的健康狀況良好。經過治療和恢復期，美妃的淋病得到了治癒。隨後，他們選擇接受輔助生殖技術的人工受孕（AIH）療程，最終成功懷孕，迎來了他們盼望已久的寶寶。

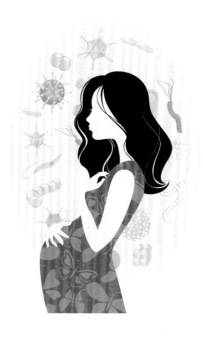

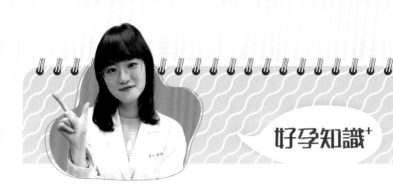

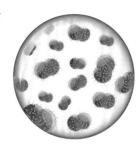

　　淋病是台灣第三類法定傳染病之一，對女性而言，感染症狀相對不明顯，診斷上有一定困難。淋球菌對骨盆腔的上行性感染途徑，主要是沿著陰道的黏膜表面。有研究顯示，未經治療的淋病可能引發多種嚴重併發症，包括女性不孕症、骨盆腔發炎（PID）、子宮外孕、增加嬰兒併發症、男性不孕症等。

　　根據CDC的說法，披衣菌和淋病是造成不孕症的可預防原因。文獻記載，淋病可能損害女性的輸卵管，而導致不孕；同時也可能因副睪丸炎而導致男性不孕。

　　因此，由於淋病容易在伴侶間相互傳染，一旦其中一方有淋病感染症狀，伴侶也應該及時進行治療，以共同守護生育健康。

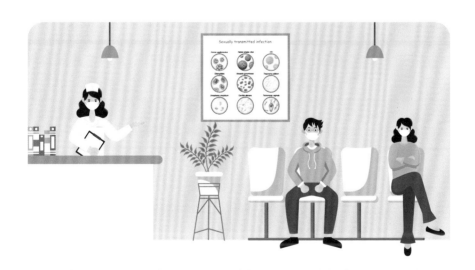

㊵ 環境毒素影響女性生育力

　　玉琳和丈夫天德夢想有一個可愛的小孩，但他們卻在不孕的路上走了很長一段時間。他們不斷尋找原因，卻未能找到解決辦法。後來，醫生為玉琳做進一步的檢查，發現她體內含有超高的甲基汞，懷疑是不利玉琳受孕的原因之一。

　　醫生說：「體內甲基汞通常來自食物、生活用品或環境汙染等。建議避免攝食含汞魚類，盡量選擇小型海魚，以降低汞中毒的風險。」醫生又說：「所謂的環境荷爾蒙，如塑化劑、常見的有毒重金屬（如汞、鉛）、殘留農藥等，會致使女性卵巢功能衰退，也會使男性精蟲質量變差，而造成不孕。」

　　此後，玉琳和天德開始改變生活方式，他們從飲食中排除了可能含有重金屬的食物。經過一段時間的努力，玉琳終於成功懷孕了。

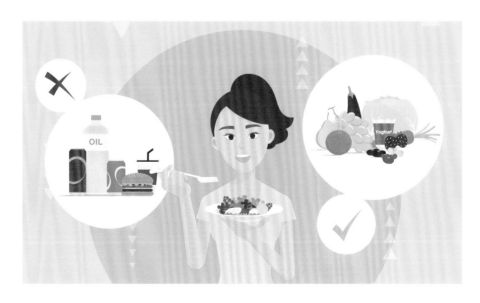

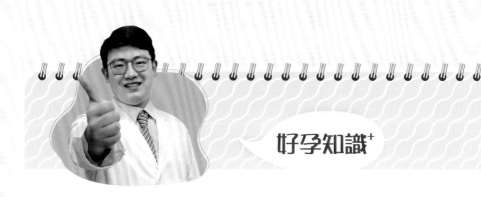

好孕知識+

　　最近的一項研究顯示，環境毒素可能導致不孕症，這些環境毒素會改變荷爾蒙平衡、影響月經週期，並加速卵子的老化。環境毒素有時會造成身體內分泌功能異常，與不孕症息息相關。有文獻報告，長期暴露在電磁場下，將可能導致精蟲的分化受影響，以及成熟卵子的明顯減少，而造成不孕。

　　有研究指出，女性血液中鉛、汞等重金屬含量過高，會增加卵巢早衰及提高不孕的風險。研究同時也發現，血液中重金屬濃度偏高會增加試管嬰兒療程的失敗率；若孕婦血液中鉛濃度偏高，也會增加子癇前症與流產的機率。

　　有文獻稱，大規模的預防需要政策的改變。一些學術團體，包括美國生殖醫學學會（American Society of Reproductive Medicine）和內分泌學會（Endocrine Society），呼籲改變公共政策，以規範環境毒素的暴露。他們發表聲明，提出採取某些措施來減少特定重金屬和環境毒素的暴露。例如，美國食品藥物管理局已禁止某些環境荷爾蒙（內分泌干擾物質/Endocrine Disrupting Chemicals）存在於各種產品中。

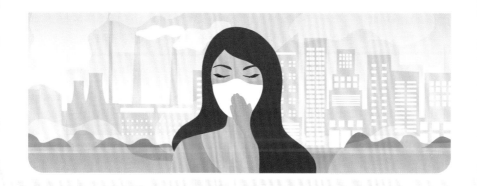

41 保持正常體重，避免不孕找上身

　　瘦巴巴的小羽從未有過正常的月經量和週期。她的身高是160公分，體重卻只有40公斤，她的BMI為15.6（40/（1.6x1.6）=15.6）。小羽的媽媽很緊張，深怕將來會影響懷孕生子。醫生告訴她們母女倆：「正常人的BMI值大約在18.5～24，當BMI值低於18.5則為體重過輕，BMI值若超過24則為體重過重。根據文獻報告指出，體重過輕或過重的女性都會降低排卵的頻率，進而可能造成不孕。」醫生又說：「體重過重的女性，懷孕後發生妊娠期併發症的機率會提高，如妊娠糖尿病、子癇前症等，對孕媽咪和寶寶的健康影響很大。」

　　小羽聽了醫生的解釋後，開始做體重管理，包括良好的生活習慣、正常的飲食控制等等。經過一段時間的努力，小羽的體重狀況逐漸改善，月經量和週期也逐漸變得正常了。

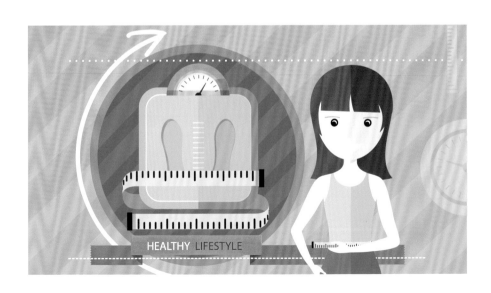

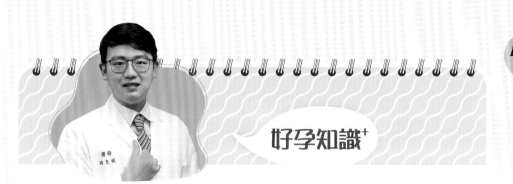

好孕知識⁺

　　有文獻指出，保持健康的飲食和進行規律的運動，可以提高男性和女性的生育能力。BMI值過輕（低於18.5）或過重（高於24）都會降低懷孕的機會。過去文獻顯示，保持正常體重、進行適當運動、戒菸，是降低不孕風險的方法之一。美國生殖醫學會指出，約有12%的女性不孕症是因為體重過輕或過重，而有超過70%與體重相關不孕女性，若將體重控制在健康的狀態，無需生育治療即可懷孕。

　　有研究發現，脂肪組織含量與女性體內雌激素的代謝密切相關，因此，為了維持正常的月經和生育功能，女性的體脂肪含量應該達到體重的22%以上。許多年輕女性因過度減重導致體內脂肪組織減少，進而影響月經和生育功能，使受精卵難以著床。此外，有文獻指出，孕婦肥胖相關的產科風險包括胎兒畸形、妊娠高血壓、妊娠糖尿病、子宮內胎兒死亡、剖腹產、巨嬰等。

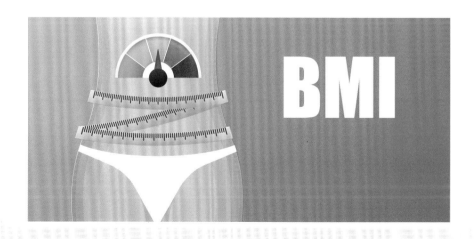

做好孕前準備，
高齡仍可能自然受孕

　　芳芳一直以來都很努力工作，追求自己的夢想，但在這些年，她錯過了結婚生子的最佳時機。當決定要安定下來，開始計劃生育時，她已經40歲了。

　　起初，芳芳和丈夫樂觀地嘗試著懷孕，但經過了一年，芳芳依然沒有懷孕的消息。他們開始尋求醫生的幫助，醫生告訴他們：「35歲以上懷孕就是高齡產婦，卵子品質較差，受孕機率會降低。」醫生又告訴他們：「要有良好的生活習慣，保持運動習慣，不熬夜，不給自己壓力，以及要有正常的飲食等等，做好養卵的孕前準備，才能提高受孕的機率。」

　　經過一段時間的生活調整，在芳芳41歲時，她終於懷上了第一胎。先生也非常小心地照顧著芳芳的健康。在42歲時，芳芳順利地生下了一個健康的寶寶。

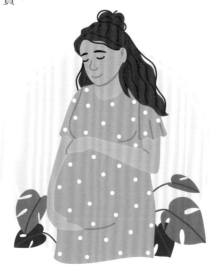

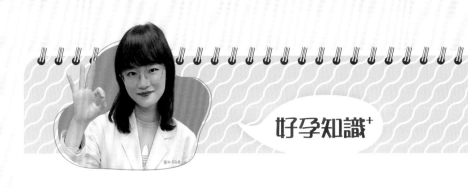

　　根據2021年內政部的人口統計資料，國內女性的平均生育年齡為32.29歲，較10年前增加了1.41歲。生育年齡在35歲以上的女性佔總生母人數的31.6%，是10年前的1.8倍。根據相關研究顯示，隨著孕婦的妊娠年齡升高，發生低出生體重胎兒、染色體異常或其他先天缺陷的機率也隨之升高。另有文獻指出，在接受IVF+/-ICSI的患者中，50.1%的損失是細胞遺傳學異常；隨著產婦年齡增加，胎兒非整倍體率顯著增加。

　　為因應少子化對國安造成的影響，政府積極打造友善生育環境。行政院於2021年7月推出「擴大不孕症試管嬰兒補助方案」，使得台灣每年試管嬰兒的誕生數字破萬。為鼓勵風險較高的孕媽咪進行產前遺傳診斷檢查，國民健康署也提供了補助，針對年齡在34歲以上的孕婦，有提供5000元的產前羊膜穿刺遺傳診斷補助。

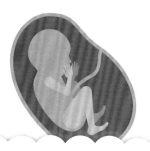

生命的奇蹟，
總是在準備的時刻，悄然綻放。

④ 使用新型口服黃體素治療 子宮肌腺症，保住生育能力

　　小君婚後很想實現做母親的願望，然而，她每回來月經時都很痛，且經血很多，常造成嚴重的頭暈。在多次嘗試懷孕未果後，她和丈夫前往婦產科診所進行檢查，經醫生的超音波檢查結果，小君患有子宮肌腺症（子宮肌腺瘤）。醫師說：「子宮肌腺症會影響子宮的正常功能，阻礙受精卵的著床與胚胎的發育。另外，有子宮肌腺症的孕媽咪，孕期的流產率與早產率也都會比較高。」

　　醫師又說：「由於子宮肌腺症的病灶部位，一般是散佈於子宮肌肉層，在切開子宮時會發現缺少一層被膜，因此局部切除病灶不容易切除乾淨。建議先用新型口服黃體素治療，由於新型口服黃體素的副作用比較輕微，不僅能改善經痛的症狀，同時也能暫免手術而保住患者未來的生育能力。」

　　在與醫生深入討論後，小君決定先接受新型口服黃體素治療。經過一年的耐心等待，她和丈夫終於迎來成功懷孕的好消息。

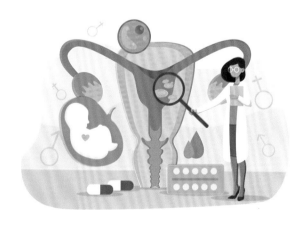

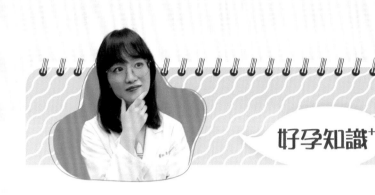

　　有文獻報告指出，當子宮內膜異常跑到子宮肌肉層時，就會形成子宮肌腺症，可能伴隨劇烈經痛、經血量增加等症狀。除了會影響受孕，還可能影響著床，導致反覆性流產，及增加輔助生殖技術反覆失敗的機率。子宮肌腺症較常見於35歲以上的熟齡女性，其初期症狀通常不明顯，直到經痛劇烈或發現不孕才到醫院求診。

　　由於子宮肌腺症的病灶不容易切除乾淨，因此有研究建議不孕患者先採藥物治療。有報告指出，卵巢功能良好的年輕患者可以施打長效GnRH促進劑（如柳菩林）後再嘗試懷孕。此外，Dienogest（如VISANNE，異位寧）是一種選擇性合成口服黃體素，結合17-α-孕酮和19去甲孕酮的特性，對子宮內膜組織具有明顯的局部作用，可治療子宮內膜異位症伴隨的骨盆腔疼痛。不過有研究表明，口服黃體酮可能有助於減輕與子宮肌腺症相關的大量出血和疼痛，但可能無法藉此提高生育能力。

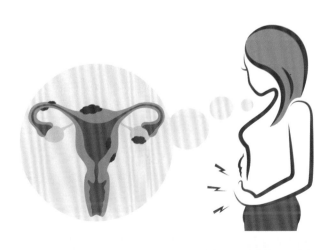

44 青少女劇烈經痛會不會導致不孕？

　　小文是一位13歲的小女生，她在初經後的第二年，每個月都要面對劇烈經痛的煎熬。這種疼痛讓小文無法過著正常的生活，也讓家人擔心小文的健康及未來的生育能力。

　　忍受這種痛苦一段時間後，媽媽決定帶小文去看婦產科醫生。醫生說：「經痛可分為原發性與繼發性兩種，一般小女生的經痛多屬於原發性經痛。小女生在月經來潮時，體內前列腺素濃度會上升，造成子宮強烈收縮而導致疼痛。原發性經痛一般不至於造成將來的不孕，不過由於跟體質有關，有的可能痛到在地上打滾。」醫生又說：「至於繼發性經痛，它是有病因的，可能是由子宮內膜異位症引起，也會引起劇烈的經痛，這跟未來的不孕可能有關。但是，繼發性經痛很少是發生在初經來潮的頭幾年。」

　　之後，醫生在小文月經來潮的前一天，會開立前列腺素合成抑制藥給小文服用，這讓她的經痛症狀得到了很好的緩解。

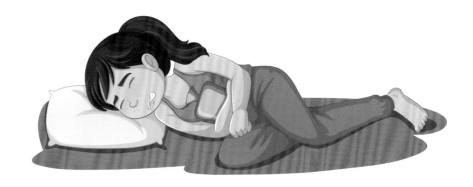

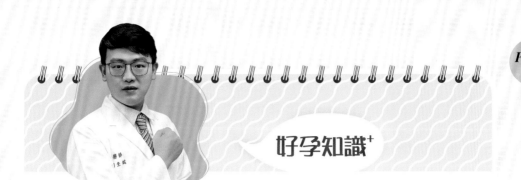

　　經痛，又稱月經來潮期間的疼痛。年輕女性經痛可能是在沒有其他疾病的情況下發生的，然而，較年長的婦女若有經痛的困擾，就需要排除是否與子宮肌腺瘤、子宮內膜異位症或子宮肌瘤等疾病有關。痛經更常見於經期不規律、月經量過多、或初經發生在12歲前又併體重過輕的女性。

　　根據文獻報告，原發性經痛可以使用前列腺素抑制劑等非類固醇類的消炎止痛藥治療，其療效可達80%以上。這些非類固醇類消炎止痛藥物在經痛發生前或剛剛發生時就服用，效果會更佳。此外，服用避孕藥也是一種治療方式，不僅可以使經期正常，還能改善經痛和月經量過多的症狀。有研究指出，超過九成的原發性經痛患者在服用避孕藥後可以緩解疼痛。

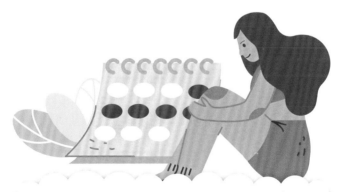

這擾人心魄的經痛或許並非是風暴，
更是藏匿著一種青春的召喚。

45 挺過卵巢過度刺激症候群（OHSS）的不適，成功迎來雙胞胎

　　小芬和丈夫結婚多年，一直渴望擁有一個孩子。然而，多年的嘗試並未成功懷孕。經醫生診斷，小芬被確診患有排卵功能異常，醫生建議她嘗試排卵誘導針治療。小芬同意接受治療，並按照醫生的建議開始使用排卵誘導針。在治療的早期階段，一切似乎無任何不適。然而，在打破卵針後的第9天，小芬開始出現易口渴、腹部脹痛、呼吸急促和寡尿等症狀。她迅速到醫院求診，醫生進行了詳細檢查，確診為卵巢過度刺激症候群（OHSS）。

　　醫生解釋說：「輕度的OHSS患者，症狀通常會自行消退，可進行支持性治療。然而，嚴重病例可能引起低血容性休克、凝血機能異常、腎功能受損，甚至致死。在嚴重腫脹或呼吸困難的情況下，可能需要抽取腹水或肋膜積水的手術。」

　　小芬堅強地度過了OHSS帶來的不適和治療，最終夫妻倆實現了夢想，小芬成功懷孕，幾個月後順利產下一對健康的雙胞胎。

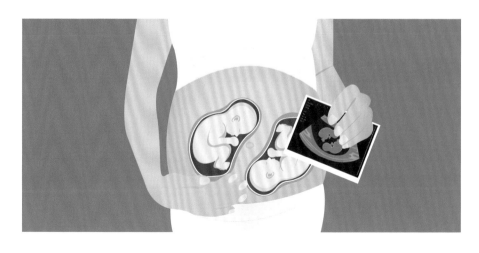

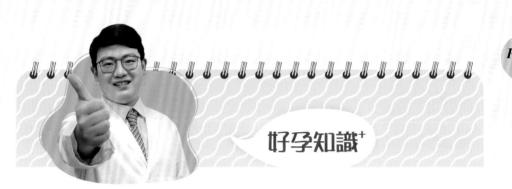

好孕知識⁺

當卵巢對刺激卵子產生的荷爾蒙反應過度時，就可能發生OHSS（Ovarian Hyperstimulation Syndrome/卵巢過度刺激症候群）。根據文獻報告，發生OHSS的時間通常在排卵後的7～10天，且懷孕後可能會再持續1～2週，症狀才會逐漸減緩。一般情況下，OHSS的症狀大多輕微，嚴重OHSS的發生率不會超過5%。預防OHSS的方法之一是進行合理的誘導排卵療程，而非盲目地追求最大化的取卵數。

有研究指出，在接受體外受精的高危險患者中，使用促性腺激素釋放激素（GnRH）促進劑與GnRH拮抗劑聯合誘導卵母細胞成熟，可以降低卵巢過度刺激症候群的風險。此外，孕激素引發卵巢刺激（PPOS）是一種新型的卵巢刺激方案，可通過使用黃體酮代替促性腺激素釋放激素（GnRH）拮抗劑，從而阻斷黃體生成素（LH）的激增，以取得較多的卵泡。另有文獻報告指出，為了避免發生嚴重OHSS，謹慎的做法是當卵巢中有≥18個直徑為10～14毫米的卵泡時，停用hCG的注射，並冷凍所有胚胎以備將來移植。

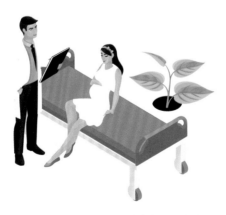

46 好食助好孕

　　明仁和小茹婚後迫切希望有一個可愛的寶寶，但長時間的嘗試都未能如願。經過醫生的檢查後，發現小茹患有卵巢功能不良，而明仁的精子質量也不好，這些可能是導致他們不孕的原因。

　　醫生建議小茹接受藥物治療，以幫助調整她的月經週期並促進排卵。醫生也特別強調說：「女性要提升卵子品質，可多吃下列食物：富含Omega-3脂肪酸的魚類，富含蛋白質、鐵、鋅的瘦肉，雞蛋、山藥、芝麻、黃豆、紅豆、黑豆、或補充品輔酶Q_{10}，補充維生素D_3營養品或透過曬太陽來製造維生素D_3；也可多進食全穀物及蔬果，或補充含肌醇營養品，以促進卵子的發育。」醫生又說：「要改善精子的質量，可多吃下列食物：含有鋅的牡蠣、含維生素C的深綠色蔬菜（如花椰菜、韭菜等）或水果（如橘子、柳橙等）以保護精子免受自由基的破壞，以及番茄與山藥、富含硒及鋅的魚蝦類。另外，也不要忽略吃蛋，以及曬太陽來獲得維生素D_3。」

　　明仁與太太開始重視飲食品質，增加了蔬菜、水果和全穀物的攝入，減少了加工食品和糖的攝取。明仁也鼓勵小茹適度運動，以減輕壓力並保持身體健康。經過一段時間的努力，小茹終於成功懷孕了。

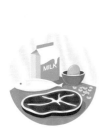 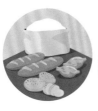 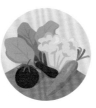 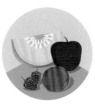

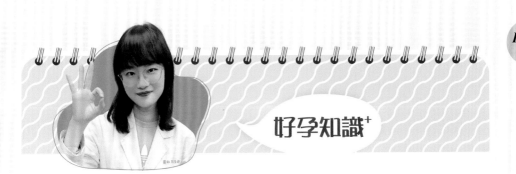

吃哪些食物可以提升生育能力呢？有文獻稱，雖然沒有特定的食物可以神奇地提高受孕機會，但營養均衡的飲食肯定有助於支持男性和女性的生殖健康。怎樣吃才可以幫助懷孕呢？

1.遠離咖啡因：有研究顯示，咖啡因可能干擾受精卵達到子宮腔的機制。

2.積極補充維生素：研究發現，擁有足夠維生素D_3水準的人懷孕率更高。有大型系統研究指出，維生素C、維生素E和輔酶Q_{10}的組合是理想的抗氧化劑，可提高精子品質和總體懷孕率。

3.避免油炸食物：高熱量、高溫食物會增加體內自由基，對生殖細胞不利。有研究表明，低飽和脂肪和低糖飲食，有助於將懷孕的可能性增加40%。

4.遠離加工食品：文獻指出，含有反式脂肪和化學物質的加工食品可能影響精子和卵子的品質；多攝取富含Omega-3脂肪酸的食物，如亞麻仁油、秋刀魚等，有助於提升卵子品質和改善精子質量。

5.遠離精製糖食：精製糖易導致荷爾蒙和體內胰島素的失調，進而影響生殖細胞的健康。有研究發現，使用肌醇可以提高胰島素敏感性，有助於調節月經週期。

6.戒酒：一些研究指出，過量飲酒可能影響精子和卵子的品質。

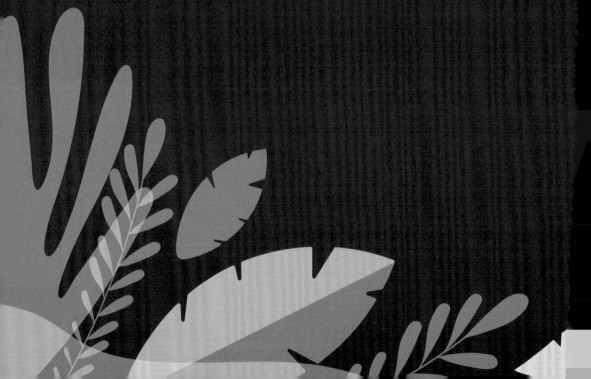

PART II

男性不孕

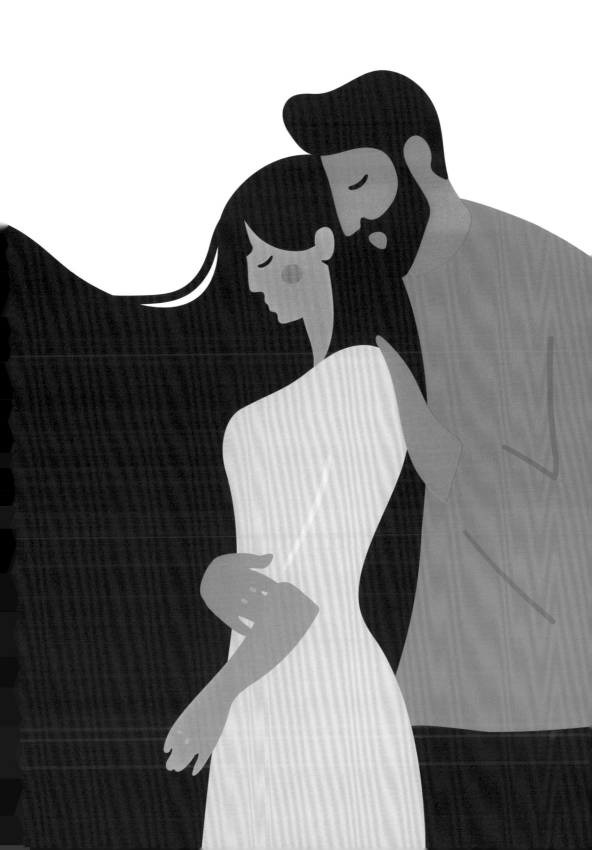

① 認識男性不孕症

　　男性不孕症指男性無法在1年內成功讓女性懷孕的情況，其中的主要原因常與男性的生殖系統有關。男性不孕症可能由多種因素引起，包括精子的數量不足、精子的運動能力差、生殖器官異常、荷爾蒙問題、生殖道問題、染色體異常等等。

　　男性不孕症的發生率因地區、年齡、生活方式和健康狀況等因素而異。據世界衛生組織（WHO）統計，全球約有10％～15％的夫妻在生育方面遇到了困難，其中男性因素可能是原因之一。值得一提的是，年齡也是不孕的一個重要因素，男性的生育能力通常在青春期達到巔峰，然後隨著年齡增長而逐漸下降。生活方式的因素，如抽菸、飲酒、濫用藥物、不正常的飲食和缺乏運動，也可能對男性生育能力產生不利的影響。

　　因此，如果夫妻在嘗試1年或更長時間後仍無法成功懷孕，建議諮詢醫生進行詳細的評估和治療。

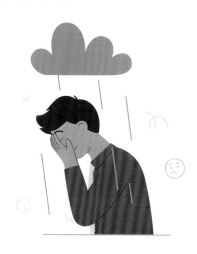

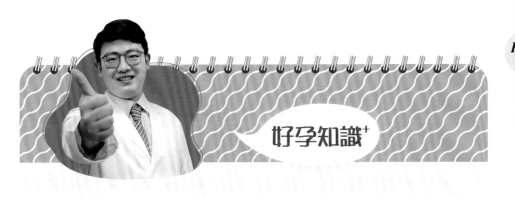

好孕知識+

　　有文獻指出，男性生育力異常的病因可能涉及先天或後天因素，包括生殖系統腺體感染、精索靜脈曲張、生殖泌尿道畸形、內分泌障礙、基因異常或精子抗體等。至於有案例除了精液分析不正常之外，病史或理學檢查及荷爾蒙檢測都無法發現異常，這就是所稱的「不明原因之男性不孕」。

　　為了支持與協助不孕夫妻之生育，我國衛生福利部自2021年7月1日起擴大不孕症試管嬰兒之補助。目前規定，只要夫妻雙方有一方具有我國國籍，且妻子的年齡尚未超過45歲即可申請輔助，一般的不孕夫妻首次可申請最高補助10萬元，再次申請最高補助6萬元，不同範圍的療程提供不同補助額度（詳情請參考國民健康署官網首頁的「試管嬰兒補助專區」）。

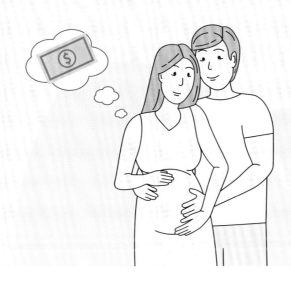

② 男性不孕需要考慮的問題這麼多！

　　男性不孕有時是一個棘手的問題，建議諮詢不孕生殖專家。首先，了解男性的病史，包括過去的疾病、手術史、藥物使用等。其次，評估男性的生活方式和習慣，如抽菸、飲酒、吸毒、飲食和運動習慣，這些也可能影響生育能力。全面評估男性不孕還需要考慮以下一些重要因素：

　　1.睪丸健康：睪丸是精子的主要生產器官，因此需考慮任何與睪丸健康相關的問題，如創傷、疾病或手術。

　　2.性功能問題：如勃起障礙或早洩也可能對生育產生影響，這些問題需要仔細評估和處理。

　　3.精液分析：是評估精子數量、質量和運動能力的常規檢查。透過分析結果，以確定是否存在精子方面的問題。

　　4.遺傳因素：某些男性不孕可能與遺傳因素有關。如果家族中有不孕病例，就可能需要瞭解有無染色體的異常。

　　5.輔助生育選擇：根據評估結果，進一步討論可用的輔助生育選擇，如輔助生殖技術（即所謂ART，包括體外受精、胞漿內單精子注射、配子和胚胎冷凍保存和/或生育藥物的使用等）或精子捐獻。

　　6.心理壓力：不孕症可能對男性的心理健康產生負面影響。透過討論情感和壓力，而提供必要的心理支持。

　　7.治療選擇：根據病情，考慮可能的治療選擇，包括手術、藥物治療等。

　　8.伴侶參與：男性不孕通常是夫妻共同的問題。伴侶應該一起參與討論，以共同解決問題。

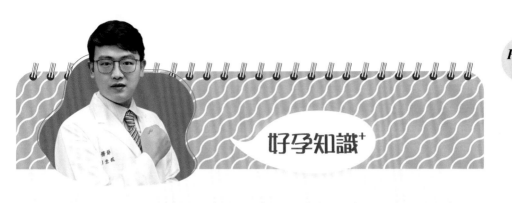

好孕知識⁺

臨床上，男性不孕症的常規檢查項目包括：

1.病史及身體檢查：詢問家族史、無法射精史等，並檢查身體有無精索靜脈曲張、尿道下裂、睪丸下降的異常、睪丸腫瘤、外傷等情況。

2.精液分析：禁慾3天後進行檢查，檢查前2～5天建議避免攝取過多咖啡因。分析是否存在精子數量減少、形態異常或活動力減弱等情況。

精液檢查的正常標準如下（根據2021年下半年WHO發表的精液分析正常標準值）：

項目	標準值
精液量	1.4cc
精蟲數	3900萬隻
精蟲濃度	1600萬隻/cc
總活動力精蟲比率	42%
前進型精蟲比率	30%
精蟲存活率	54%
正常型態比率	4%

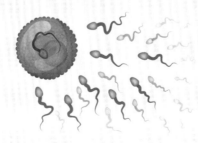

③ 高溫工作環境造成男性不孕

　　阿辛在一家食品工廠工作，負責操作一台高溫機器。他長時間暴露在高溫環境中，且缺乏適當的防護措施。婚後，他和妻子多次嘗試懷孕卻未能成功。在生殖專科診所接受檢查後，醫生發現阿辛的精子數量和品質都明顯受到損害，可能是長期暴露於高溫環境中所造成。

　　阿辛的主治醫師表示，國內不孕症比例高達10%～15%，其中男性因素佔30%以上。要避免受孕困難，男性除了不要長時間在高溫環境下工作，以免傷害精蟲品質外，建議男性避免經常穿著緊身內褲或牛仔褲，以免對睪丸產生不利影響，進而導致精蟲受到傷害。

　　阿辛和妻子接受了醫生的建議，重新換一個工作環境，並開始有著正常的作息。經過6個月後，他們決定接受試管嬰兒輔助生殖技術（IVF），最終成功懷孕，聽到這個好消息，夫妻倆終於展開笑顏。

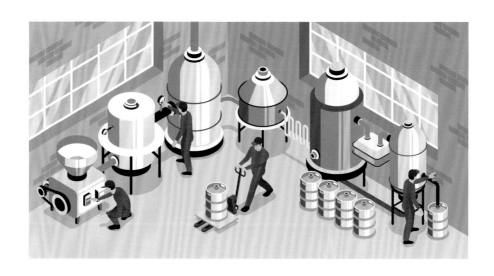

好孕來了！婦產科主治醫師全方位解析男／女不孕及人工生殖＋不孕症中醫調養秘訣

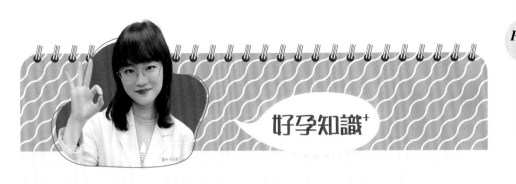

好孕知識⁺

　　睪丸如果不在陰囊內,而處於相對高溫的腹腔中,則可能會損害睪丸的生精功能。例如,雙側隱睪在成年後可能導致無精子症;而單側隱睪則可能因受損而產生抗精子抗體,進而影響生育能力。有研究顯示,暴露在過高溫度的工作環境下,對精子的數量、形態和活動力都可能產生不良影響,進而不利於受孕。正常情況下,陰囊的溫度比身體低約2℃～4℃,因此長時間將筆記型電腦擺放在大腿上使用、長時間久坐、頻繁泡湯、經常穿著緊身褲等,都可能因過熱而影響男性的生育能力。

　　此外,一些職場溫度較高的行業,如麵包師傅、電焊從業員、長時間久坐的計程車司機等,也可能升高陰囊周圍的溫度,進而影響生育能力。

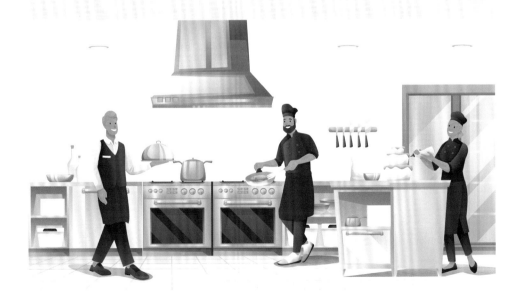

④ 空氣汙染也是造成男性不孕的元兇

　　阿川在工業區工作，多家工廠常排放廢水/廢氣，導致當地空氣受到嚴重的汙染。阿川結婚兩年，夫妻倆多次嘗試懷孕，但都未能成功。他們到婦產科尋求不孕專科醫生的幫助，結果精液分析顯示，阿川的精子數量和品質都明顯下降，懷疑是長期暴露在汙染的空氣中所致。

　　阿川的醫生表示：「根據文獻報告指出，每立方公尺空氣PM2.5增加5微克，正常品質與形狀的精蟲就會下降1％。」醫生進一步解釋：「空氣汙染中的有害化學物質和微粒物質可能會損害睪丸功能，影響精子的製造和品質。」因此，醫生建議阿川盡量避免長時間處在汙染嚴重的地區，同時提供一些生活方式建議，如佩戴口罩、定期進行運動以提高免疫力，並要注重飲食健康，以提高懷孕的機會。

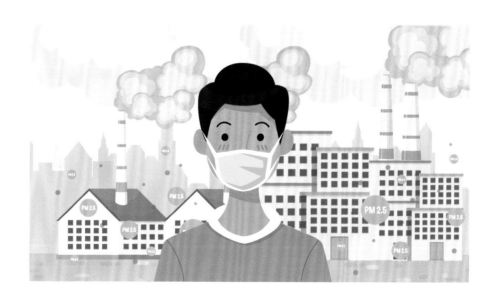

好孕知識⁺

　　空氣汙染中的有害化學物質和微粒物質可能對男性睪丸產生不良影響，使其產生發炎症狀，對精子的品質和數量產生了危害，進而影響精子的品質和數量。有研究報告指出，台灣PM2.5（細懸浮微粒）污染相當嚴重，可能影響受孕及胎兒健康。

　　空氣汙染對男性不孕可能造成的危害包括：

　　1.精子的正常率：有研究指出，長期接觸PM2.5顆粒物，精子正常率會大幅下降。

　　2.睪丸功能受損：長期暴露在空氣汙染的環境，文獻表明可能會影響睪丸細胞的發育，並對荷爾蒙的產生造成負面影響。

　　3.內分泌能力干擾：文獻指稱一些空氣汙染物可能會干擾性腺類固醇生成和配子形成。

　　4.懸浮微粒易產生反應性氧化物，可能會改變去氧核醣核酸（DNA）蛋白，形成DNA碎片，進而造成男性不孕。

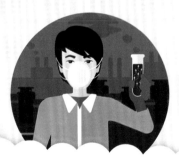

汙染的微風掠過，攜帶著毒害的信息，
精子在這樣的氛圍中，猶如孤軍奮戰。

5 改變生活方式，就能改善精子質量

　　永青和妻子小晶結婚已經5年，渴望有一個孩子，但一直未能傳來好消息。永青是一位35歲的工程師，平時保持著健康的生活方式，不吸菸，正常運動，所以對許久不育感到很困惑。他們先求診於婦產科醫生，醫生建議兩人進行一系列測試，包括精液分析和女性生育檢查。

　　結果顯示，永青的精子數量和運動能力都比正常範圍低，而小晶的檢查也顯示有卵巢功能異常。醫生建議小晶接受進一步的治療，同時為永青安排更多的評估，發現他的荷爾蒙濃度雖然正常，但有些微量元素和抗氧化物質的水平偏低，這可能影響了精子的品質。醫生建議永青改變飲食習慣，增加進食富含這些元素的食物，同時也開始服用一些維生素和營養補充劑。在經過幾個月的治療和改變生活方式後，永青的精子質量改善很多，同時，小晶也接受了有關生育方面的治療，成功調整了她的卵巢功能。終於，小晶成功懷孕，夫妻倆迎來了他們的第一個孩子。

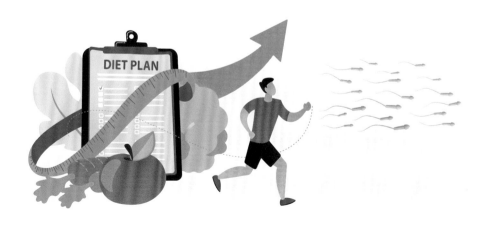

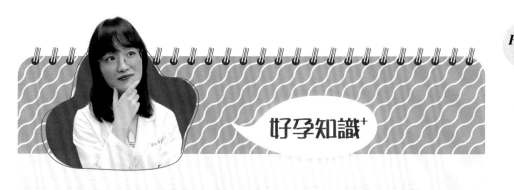

好孕知識⁺

文獻指出，精子的品質會受到如年齡、吸菸、喝酒、肥胖等多種因素的影響，而許多因素被認為會通過產生氧化應激來影響生育能力和精子DNA的完整性。其中，吸菸與精子數量和活力降低有關，精液品質的惡化在中度和重度吸菸者中更為明顯。

一些研究報告發現，有幾種補充品可能有助於改善男性精子品質：

1.鋅（Zn）： Zn對於維持生殖器官的機能有相當的角色，有助於增加精子濃度；有研究發現，鋅缺乏會阻礙精子產生，造成精蟲數量減少和活動力降低。建議每天補充15mg。

2.L-精氨酸： 已被發現補充足夠的精胺酸具有改善精子數量及活動力的作用。人體研究發現，補充L-精氨酸對患有少精症或弱精症的男性是安全有效的。建議每天補充兩次，每次500毫克。

3.輔酶Q_{10}： 是一種抗氧化保健品，能抑制有機過氧化物的形成，有研究發現每天補充 200～300mg輔酶Q_{10}3～6個月，對精子總數、精子濃度、精子總活動力、精子型態上有所改善。建議每天補充200～300mg，持續半年。

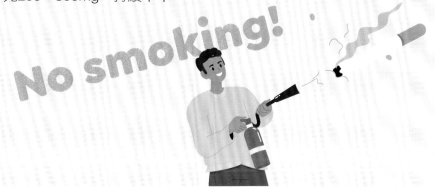

⑥ 健美選手過多使用外源性荷爾蒙導致不孕

　　阿勇一直對健美運動充滿熱情，夢想著成為一位出色的健美選手。為了快速增加肌肉質量，他開始補充外源性荷爾蒙。然而，他沒有考慮到的是外源性荷爾蒙可能會對生殖健康產生不利影響。

　　當阿勇和妻子決定要擁有自己的寶寶時，他們嘗試了一段時間，但都無法成功懷孕。他們感到非常困惑和沮喪，決定尋求醫學幫助。婦產科醫生建議阿勇停止使用外源性荷爾蒙，並為他做了一些檢查。結果顯示，由於長期使用外源性荷爾蒙，阿勇的精子數量和品質都受到了嚴重傷害，這是不孕的主要原因之一。

　　於是，阿勇接受了一些不孕治療，並停止使用外源性荷爾蒙半年，再配合經皮睪丸精蟲抽吸術（Testicular sperm aspiration，TESA）以及不孕症專家的試管嬰兒療程併單一精蟲注射（IVF-ICSI），終於讓妻子成功懷孕了。

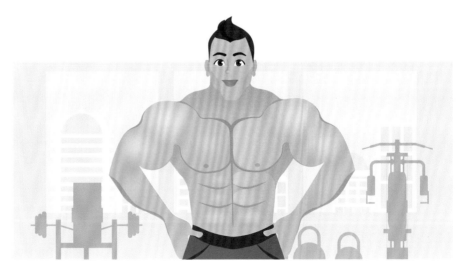

好孕來了！婦產科主治醫師全方位解析男／女不孕及人工生殖＋不孕症中醫調養秘訣

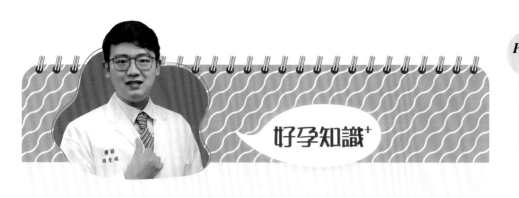

好孕知識⁺

　　對因使用外源性睪酮致性腺功能減退之不孕男性，治療應該從停用外源性睪酮開始。有文獻指出，注射人類絨毛膜促性腺激素和口服促卵泡激素等誘導劑，可以重建下視丘-腦下垂體-性腺軸和精子的機轉。多數文獻也記載，可以考慮從副睪或睪丸中採集精子，以備將來的IVF/ICSI使用。相關的手術選擇包括：

　　1.經皮睪丸精蟲抽吸術（TESA）：這是通過穿刺取出睪丸組織。創傷小且手術過程快。適用於睪丸生精功能正常的無精症患者或有射精功能障礙的患者，可在短效靜脈麻醉或局部麻醉下進行。

　　2.經皮睪丸精蟲提取（TESE）：TESE是在睪丸上做一個小切口，並檢查小管是否存在精子，手術可以在局部麻醉下進行。

　　3.經皮副睪精蟲抽吸術（PESA）：有研究指出，通過細針穿刺副睪而抽取副睪液以獲得精子，適合先前輸精管結紮或感染而有阻塞性無精子症之副睪增大患者。

　　4.顯微副睪取精手術（MESA）：在顯微鏡下手術吸取副睪液，以獲得更多數量、更好品質的精子。適用於患有輸精管或副睪阻塞的男性。手術需全身麻醉。有文獻稱，MESA可廣泛收集成熟精子，是先天性雙側輸精管缺失男性的首選取精方法。

　　5.顯微睪丸取精手術（microTESE）：在全身麻醉下進行，可提高取精率。有文獻指出，通過鐳射輔助選擇不動精子，以及偏振顯微鏡選擇卵母細胞，可以優化TESE-ICSI。又研究報告顯示，TESE-ICSI對治療非阻塞性無精子症（NOA）的男性，有37%的夫婦成功生下自己基因的孩子。

7 荷爾蒙異常對男性不孕的影響

有些荷爾蒙異常，可能對男性不孕產生重大影響：

1.腦下垂體功能異常：有文獻指出，促性腺激素是由腦下垂體所釋放，如果腦下垂體功能受損，可能導致睪酮濃度下降，進而影響精子的生成而造成不孕。另外，如果腦下垂體產生腫瘤，腫瘤可能會壓迫週圍結構，影響到荷爾蒙的正常分泌，這種情況就要手術移除腦下垂體腫瘤。

2.泌乳素過多：一些文獻報告說明，泌乳素過多會抑制性激素分泌，特別是黃體生成素（LH）和促卵泡激素（FSH）。黃體生成素會刺激睪丸分泌睪酮，促卵泡激素再與睪酮作用於精原小管，以促進精細胞發育。這些激素對於精子的生產和睪丸的正常功能十分重要。泌乳素過多可能導致性功能低下和不孕，治療上可使用多巴胺受體促效劑減少泌乳激素生成。

3.性功能障礙：有研究稱，荷爾蒙異常可能導致性功能障礙，包括勃起功能障礙，這不僅會影響性交，還可能影響精子的射出和運動。

另外，治療男性不孕的方法包括藥物治療，手術移除腦下垂體腫瘤，或其他治療方式，具體取決於異常的性質和嚴重程度。

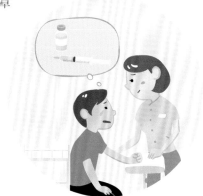

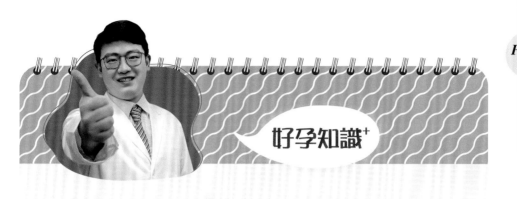

好孕知識⁺

根據文獻記載，男性不孕症的荷爾蒙問題可能由以下原因引起：睪丸本身的疾病、影響其他荷爾蒙系統的異常（包括腦下垂體、甲狀腺等）、男性生殖器官受傷或感染、腦下垂體腫瘤或睪丸癌、低睪酮（男性性腺功能減退症）等。有研究指稱，生活型態因素和年齡相關因素也會影響男性不孕症，然而約50%的病例無法確定男性不孕的原因。

國人不孕症比例逐漸上升，有許多研究指出這與飲食習慣的改變有關。有研究發表，偏好攝取高脂、高糖等食物的男性，會降低其體內抗氧化酵素的能力，易誘發睪丸細胞的凋亡，會影響血清睪固酮的合成，進而降低睪固酮的濃度，造成不孕。因此，準備懷孕的夫婦，就要盡可能遠離高脂、高糖等高熱量食物為宜。

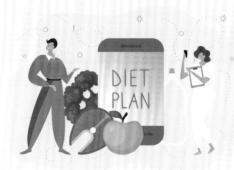

男性不孕或許有著複雜原因，
保持健康飲食，或許是開啟家庭的鑰匙。

⑧ 性腺激素對男性不孕的影響

有研究指出，性腺激素對男性不孕有著重要的影響，主要是因為它們直接影響著睪丸的功能和睪酮的生產。以下是性腺激素對男性不孕的主要影響：

1.促卵泡激素（FSH）：一些文獻稱，FSH是由腦下垂體釋放的激素，它是維持精子生產所需。如果FSH濃度過高，可能是睪丸功能異常或受損，會導致不孕。

2.黃體生成素（LH）：有研究提出，LH也是由腦下垂體釋放的激素，它與睪丸中睪酮的生產有關。睪酮是男性主要的性激素，對於精子的生產和性功能非常重要。LH濃度異常可能導致睪酮濃度波動，進而影響性功能和精子生產。

3.睪酮（testosterone）：有文獻說明，睪酮濃度偏低可能導致性慾降低、勃起功能障礙及精子數量減少，進而影響生殖功能。

4.雄激素：雄激素不僅包括睪酮，還包括脫氫表雄酮（DHEA）、雙氫睪酮（DHT）等。根據文獻報告，若FSH、LH偏高，而睪酮偏低時，可能是原發性睪丸衰竭；若屬阻塞性無精症患者，其FSH、LH、睪酮通常是正常；如果FSH、LH偏低，睪酮也偏低，無精症的原因可能來自下視丘或腦下垂體。

治療男性不孕包括評估和調節這些性腺激素的濃度，以確保它們處於正常範圍內。治療選擇視不孕原因而定，可能包括藥物治療、手術或改變生活方式等。

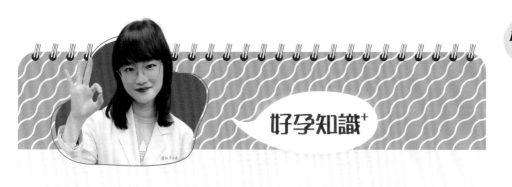

好孕知識⁺

　　根據文獻報告，大約15％的不孕男性中存在低血清睪酮（testosterone）現象。睪酮濃度的降低可能導致性慾下降、勃起功能障礙和精子數量減少，進而影響生殖功能。主要導致睪酮不足的可能原因包括：

　　1.原發性：文獻報告，克林菲特氏症候群是原發性睪酮缺乏的原因之一。在克氏症候群中，除了一條Y染色體外，可能還存在兩條或更多條X染色體，並且睪丸未能正常降到陰囊中。其他原發性睪酮不足的原因還包括流行性腮腺炎、睪丸炎、睪丸受傷等等。

　　2.繼發性：繼發性睪固酮缺乏症是由下視丘或腦下垂體功能障礙引起的。有文獻發現可能由多種因素引起，包括老化、肥胖、服用類固醇、荷爾蒙藥物、重金屬毒素等。

　　睪固酮缺乏症可以透過睪固酮替代療法（TRT）進行治療。TRT的使用形式包括注射劑、凝膠劑、貼劑或丸劑。然而，不建議患有前列腺癌或乳腺癌的男性使用TRT。對於高紅血球計數或未經治療的睡眠呼吸暫停的患者，也不宜使用TRT。除了TRT，改變生活方式，如定期運動、健康飲食和充足睡眠，也有助於提高睪固酮的水平。

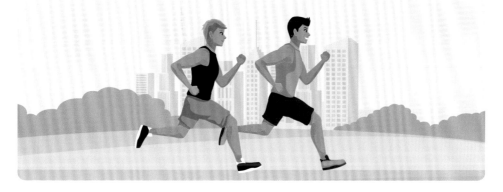

⑨ 男性漏乳（泌乳激素過高）也會造成不孕

在婚後孕前檢查中，小林有接受精液分析和荷爾蒙檢查。醫生發現一個異常現象——小林的血中泌乳激素過高。更令人驚訝的是，小林的乳頭可擠出一些液體。

醫生告訴小林，男性漏乳是極為罕見的現象，而泌乳激素過高可能是不孕的一個原因，高泌乳激素會影響精子的生產和質量。經過電腦斷層檢查，醫生發現小林患有腦下垂體微腺瘤，導致泌乳激素過高。

醫生為小林先採取藥物治療以降低泌乳激素濃度，並且小林也接受定期的監測。經過一年的治療，小林的泌乳激素值逐漸恢復正常。不久，小林和妻子有了愛的結晶，兩人開心地準備迎接他們的第一個寶寶。

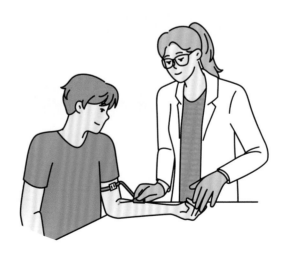

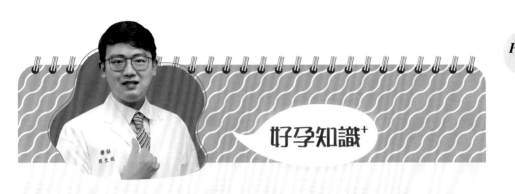

　　溢乳常被形容為漏乳。有文獻報告指出,溢乳是一種乳汁狀溢液,可能是潛在疾病的徵兆。有時也可能發生在男性身上。文獻指出,高泌乳素血症可能由藥物引起,或與腦下垂體腺瘤或其他鞍區或鞍上病變相關;其他罕見的溢乳病因包括甲狀腺功能減退、過度的乳房刺激等等。

　　有研究發現,男性泌乳激素過高可能出現的症狀包括頭痛、性慾降低、伴有乳房增大、粉刺、性功能障礙或不育。當泌乳素檢測值超過100ng/ml且伴隨頭痛或視野受限時,建議進一步進行腦部MRI或CT檢查,以排除腦下垂體或下視丘腫瘤的存在。

　　一些研究指出,對於輕微升高的泌乳激素,可以考慮紓壓來改善。若合併有甲狀腺功能低下的患者,應先使用甲狀腺素(Eltroxin®)來改善甲狀腺功能。如果高泌乳激素血症是由藥物引起的,建議與原診斷醫師討論調整治療方案。

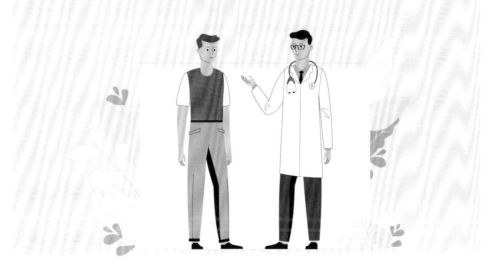

10 精索靜脈曲張，影響精子品質導致不孕

　　阿仁與小薇結婚多年，兩人嘗試懷孕已有一段時間，但都以失望告終，這讓他們感到非常沮喪。阿仁和小薇決定前往婦產科不孕症專科診所進行檢查。檢查結果發現阿仁有精索靜脈曲張，可能影響精子的運動和品質。

　　婦產科醫生解釋了精索靜脈曲張對生育的可能影響，並建議阿仁接受進一步的檢查和治療。經轉診至泌尿外科，阿仁接受了精索靜脈曲張手術，手術非常成功。在康復期間，他和小薇持續到婦產科追蹤，並參加不孕症治療。

　　經過手術和緊密的追蹤後，在婦產科不孕症專科醫師的協助下，小薇終於成功懷孕，夫妻倆對所有醫生在過程中的幫助深表感激。

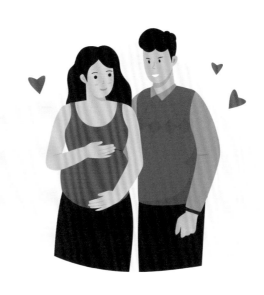

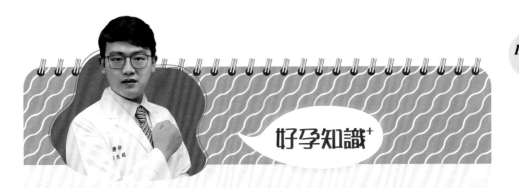

好孕知識⁺

　　精索靜脈曲張是指陰囊的鬆散皮膚袋內的靜脈出現不正常的腫脹、扭曲和擴大現象。當血液在精索靜脈中積聚，而非在陰囊中正常循環，就會發生精索靜脈曲張。根據文獻指出，大約有10%的一般年輕男性會出現精索靜脈曲張的現象。然而，不孕症男性中精索靜脈曲張的發生率高達40%，其中90%以上發生在左側。

　　一些文獻報告稱，對於患有精索靜脈曲張且伴隨精液檢查異常者，建議考慮接受治療。至於輕度精索靜脈曲張的年輕患者，若精液分析為正常，建議每1～2年接受精液追蹤檢查。

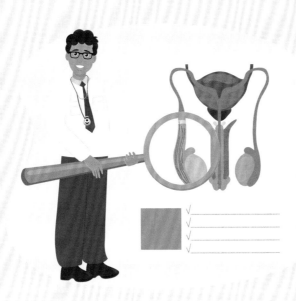

⑪ 男性罹患無精症可能生育嗎？

根據文獻報告，無精症（azoospermia）約佔不孕原因的2%，可分為阻塞性及非阻塞性兩種：

非阻塞性無精症（NOA）

源於睪丸本身的問題，導致無法正常產生精子。其原因包括：

1.繼發性性腺功能不足：可能腦下垂體性腺激素分泌不足、泌乳素過高、放射線治療等。

2.原發性性腺功能不足：可能染色體異常（如克氏症候群、47XXY）、隱睪症等。

阻塞性無精症（OA）

雖然精子可在睪丸內正常產生，但受到精道阻塞或閉塞的影響，導致無法將精子排出體外。可能的原因包括先天性的生殖道缺陷、生殖道手術（如輸精管結紮）、感染（例如副睪丸炎、前列腺炎）、外傷或其他因素。這些情況有時可通過手術修復，或通過精子提取進行輔助生育。

如果懷疑自己有無精症或其他生育問題，應儘早諮詢醫生，進行詳細的評估和診斷，以確定病因並制定適當的治療計劃。治療選項可能包括藥物、手術、輔助生育技術（如試管嬰兒）等。

精子數量低的特徵是精液中的精子數量低於平均水平，通常指每毫升精子數量少於1500萬隻。文獻報告指出，無精子症的發生率約佔全部男性的1%，佔不孕症男性患者的20%。有文獻提出，男性不孕症最常由精子發育衰竭引起，臨床上稱為少精症或無精症；在大約20%的無精症患者中，可以識別出因果遺傳缺陷。無精子症（或嚴重少精子症）最常見的遺傳原因包括克氏症候群（Klinefelter's Syndrome，或稱47XXY）、結構染色體異常和Y染色體微缺失。對於無精子症有哪些治療方法？有文獻指出：

1. 感染治療：如果有任何生殖器官感染，必須先治療這些感染。

2. 手術修復：在某些情況下，可以修復輸精管的阻塞情形。

3. 荷爾蒙的治療。

4. 從射精後尿液中提取精蟲。

5. 睪丸精蟲提取。

有一些研究稱，對於阻塞性無精症患者，可以透過顯微手術將輸精管道接通。如果沒有輸精管，且合併有其他不孕問題，或者睪丸組織中仍有造精能力的非阻塞性無精症，可以考慮使用睪丸精子萃取（TESE）和顯微睪丸精子萃取（micro-TESE）的方法，結合胞漿內單一精子注射（ICSI）進行體外受精（IVF）。

　　大仁和小華結婚多年，但一直無法懷孕。他們來婦產科診所請求幫助，結果發現大仁的睪丸大小正常，血中FSH值也是正常，但卻是無精蟲症。醫師建議他施行診斷性睪丸切片，把切下來的曲細精管在顯微鏡下分開來，並從中擠出精蟲。

　　醫師解釋，約有50%～60%的非阻塞性無精蟲症患者在一些曲細精管中可以發現精蟲，可提供做單一精蟲顯微注射（ICSI）之用。大仁同意接受手術，並在手術前接受了詳細的評估。手術進行順利，大仁很快康復。後來，大仁和小華接受了單一精子顯微注射（ICSI）的輔助生育療程，終於實現了他們想要成為父母的願望。睪丸切片手術幫助大仁解決了他的不孕問題，並為他們的家庭帶來了喜悅和幸福。

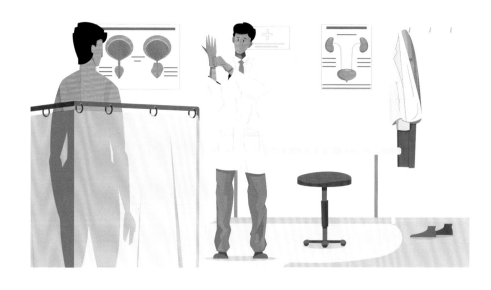

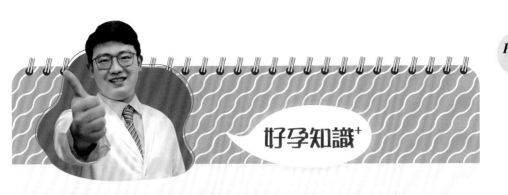

好孕知識+

胞漿內單一精子注射(ICSI)是指體外受精的一種方式,將活精子注射到人類的卵細胞質內。在某些男性不孕症、卵子冷凍後或傳統IVF嘗試反覆失敗的情況下,有文獻支持使用ICSI療程。研究報告指出,ICSI 過程涉及多個步驟,包括卵巢刺激、取卵手術、精子採集、成熟卵細胞受精、胚胎培養、胚胎移植或胚胎玻璃化冷凍。有文獻報告稱,對於存在男性因素不孕的情況,ICSI可以增加成功的受精機會。然而,ICSI仍有可能存在一些併發症,包括在注射過程中對卵子造成損害,或對培養室中胚胎的生長產生影響。另有研究顯示,使用ICSI可能會增加有缺陷或染色體異常胎兒的風險。有文獻報告,胞漿內單一精子注射(ICSI)的成功受精率可達70%～80%。

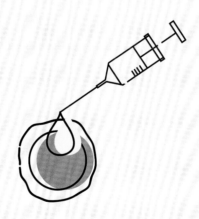

　　大川和小莉很早就決定要生育子女，但他們多年嘗試都不能如願以償。兩人前往婦產科向不孕症專家諮詢，並接受了一系列的檢查。檢查結果發現大川的睪丸大小正常，荷爾蒙檢查也正常，但精液內無精蟲。醫師將大川轉介至泌尿科專科醫師，進一步檢查發現他的造精功能正常，主要是因為輸精管阻塞，精蟲運送途徑遭阻導致精液內無精蟲。泌尿專科醫師建議大川接受經皮睪丸精蟲抽吸術（Testicular sperm aspiration，TESA），以直接從睪丸中獲取精子。大川同意進行TESA手術，手術非常順利，醫生成功獲取了足夠的精子量，這些精子隨後被用於試管嬰兒療程。

　　經過TESA手術和婦產科不孕症專家的試管嬰兒療程併單一精蟲注射療程，大川的妻子終於成功懷孕，這是他們夢寐以求的時刻。

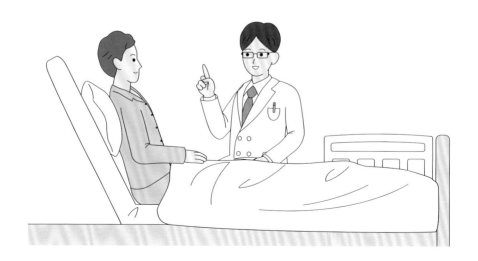

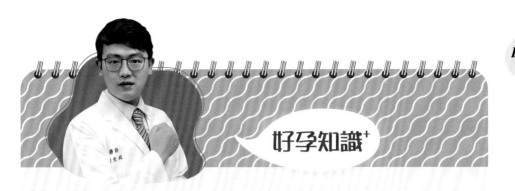

　　相關文獻報告稱，無精症是當射精中沒有精子時的醫學術語，它可能是「阻塞性」的，也可能是「非阻塞性的」。阻塞性無精症通常有以下幾種情形，如先天性無輸精管症、後天性輸精管阻塞（包括淋病或披衣菌等引起的副睪發炎、外傷、輸精管結紮等）。

　　TESA（經皮睪丸精子抽吸術）是一種外科手術，直接從男性睪丸中提取精子。然而有文獻指出，TESA也存在著一些缺點，包括睪丸有萎縮的風險、有血腫的風險。TESA取到的精子較少，其成功率低於其他取精療程（例如Micro-TESE）。

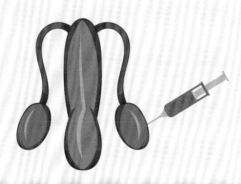

有時風華正茂的男兒會遭遇淋病或披衣菌的侵襲，
席捲而來的副睪炎症，
使得生育之路受到了創傷。

　　強哥和妻子小英成家後一直希望有孩子，但他們嘗試多年都未能如願。於是他們前往一家生殖專科診所做行房後試驗，結果發現強哥的精蟲數量稀疏。醫生再檢查強哥的精液混合凝集反應（MAR Test），結果發現精蟲抗體是85%。另外，小英的血清加上強哥的精蟲混合，也發現太太有精蟲抗體。

　　精子抗體會攻擊和破壞精子，進而降低精子的數量和品質。醫生解釋指出，「精子抗體通常是免疫系統對精子產生異常反應所致，可能是由於受傷、感染、或自體免疫疾病等因素所引起。」經過這些檢查，醫生認為精子抗體可能是強哥不孕的主要原因。為了克服這個問題，醫生解釋道：「如果精蟲抗體比率大於30%，可先嘗試精子洗滌及子宮腔內人工授精（AIH）；若抗體大於50%，就採用試管嬰兒（IVF）；但若精蟲抗體大於80%，建議採用卵細胞質內單一精蟲顯微注射術的試管嬰兒（IVF-ICSI）。」強哥的精液精蟲抗體已達85%，他和妻子同意進行IVF-ICSI，術後小英終於成功懷孕了。

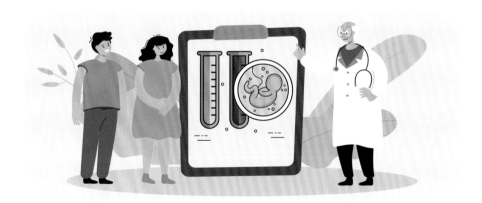

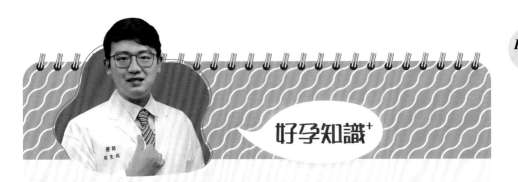

　　當免疫細胞把精子視為外來物，而產生抗精蟲抗體並加以攻擊，就可能導致不孕。精液混合凝集反應（MAR Test）測試是將精液與一種叫做抗IgA或抗IgG的人類抗體混合，以檢測精子與抗體結合的情形。有文獻指出，臨床上，如果有50%或以上的精子與抗體結合，就被視為陽性。

　　若MAR Test陽性，則進一步做更精確的免疫珠結合試驗（Immunobead Test），以檢測抗精蟲抗體是否具有「特異性」。根據文獻報告，當50%或以上的可移動精子附著於抗體時，假如精液中沒有其他異常，仍然還是有可能懷孕。有研究顯示，人工授精與卵細胞質內單一精蟲顯微注射術的試管嬰兒（IVF-ICSI）已成功用於克服存在抗精子抗體的問題。然而，有文獻指出，從安全性的角度來看，ICSI應只在一般試管嬰兒成功的可能性不大的情況下使用。

在微觀的世界，
免疫細胞誤將精子視為外來的敵人。
那抗精蟲抗體的攻擊，原是要挑戰愛的堅韌。

穿透力不足，補鋅助改善精蟲品質

　　天翔跟小碧結婚多年，他們嘗試了2年但無法成功懷孕。他們去做了不孕症檢查，在進行精子結合力測試（Hyaluronan-binding Assay，HBA）時醫師發現了異常現象。天翔的精子僅有10%的機率能夠與卵子的透明質酸結合，遠低於文獻報告正常標準的70%。換句話說，醫生發現天翔的精子在穿透卵子的過程中遇到了困難。這是因為精子的運動能力和穿透能力不足，無法有效地進入卵子。原因可能是由於精子質量不佳引起的。醫生解釋，精子的穿透能力受到多種因素影響，包括精子的形狀、運動能力和精液的成分。在這種情況下，精子穿透能力不足可能是造成不孕的原因之一。

　　精子的穿透力會因輻射線的傷害而導致受損，不過若能避免輻射線接觸，這樣的損傷有時可能會自然恢復。穿透力差和活力差的精子通常與不孕有關，有時還可能引起胎兒畸形。醫生建議，可考慮補充一些營養素，如鋅、精氨酸、Q_{10}等。此外，平時飲食中多攝取一些富含鋅的食物，例如生蠔、牡蠣、紅蟳、南瓜子等，可能有助於改善精子品質。

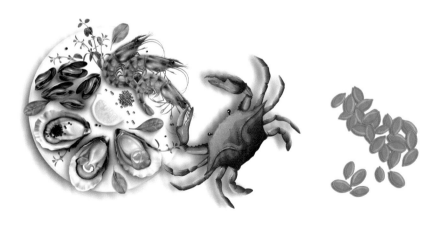

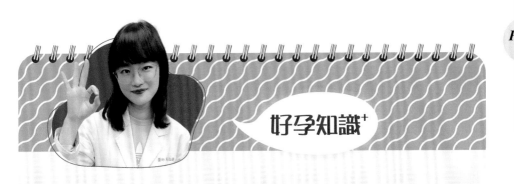

好孕知識⁺

　　有文獻提出，在某些男性不孕症個案中，雖然精液分析檢查正常，但仍然無法順利懷孕。在這種情況下，建議進行精子結合力檢查（Hyaluronan-binding Assay，HBA）。通常，成熟且健康的精子在受精時能夠與卵子的透明質酸相結合，然後穿透卵子達成受精。文獻報告指出，HBA是一項評估精子成熟度和生育能力的測試，其原理是測量精子與卵子外層透明質酸的結合能力。正常的HBA值應該大於70%。

　　有研究指稱，由於HBA是一種進行精子與卵子結合力的測試，以下一些族群可為HBA檢查的適用對象：

　　1.已經歷多次人工受孕但未成功者。

　　2.精液分析數值正常卻仍然無法懷孕者。

　　3.經歷多次試管嬰兒療程卻未能成功懷孕者。

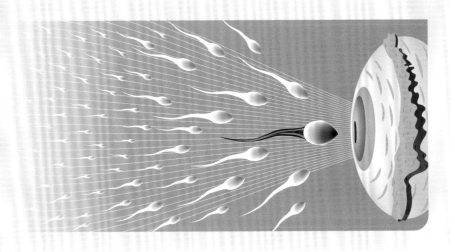

16 精蟲質量差的中醫調養

　　阿立，現年45歲，和妻子盼望擁有一個自己的孩子。由於阿立晚婚，工作壓力又大，造成阿立的精子質量差，經過2年的努力，妻子還是無法成功懷孕。他們決定尋求中醫的幫助，尤其是面對阿立精子質量不佳的情況。

　　阿立的精子數量稀少，精子運動性和形態也不理想。中醫師為他進行了一些評估，利用中醫體質辨證模式，制定了一個治療計劃，以提高阿立的精子質量。計劃包括中藥、針灸、飲食建議和改變生活方式。中醫師的目標是要調整阿立的體內平衡，促進精子的健康生成。

　　阿立積極參與了治療，並按照中醫師建議的方式作息和飲食。經過中醫半年的治療與調養，阿立的精子質量逐漸改善。中醫治療的幫助使他們最終實現了夢想，他的妻子成功地懷上了寶寶。

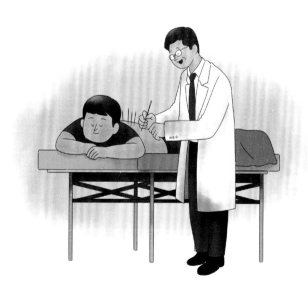

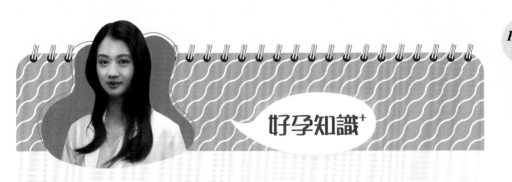

好孕知識⁺

中醫在治療男性不育的方式，一般強調必須分虛、實來調理體質，即虛者補之，實者瀉之。另外，有採血瘀者活血化瘀，痰濁者化痰的醫理。因此，中醫師會注重體質辨證，根據患者本身的症狀和身體狀況做適當的調理。

對於虛實辨證，有可能採取更細緻的分析，例如區分腎陽虛和腎陰虛的不同表現，因為這些辨證會有不同的治療方法。另外，中醫師會強調調整情緒和減輕精神壓力的重要性，因為這些因素對生殖系統的影響也很大。

在食療方面，會考慮患者的體質和需要，並強調飲食均衡和多樣化。一些中藥材可能被使用，但具體的配方和劑量會因患者而異。

針灸治療方面，會強調不同的穴位組合，根據患者的辨證結果和需要進行針灸。同樣，灸療的方法和穴位的選擇會因個人情況而異，以更好地達到健康和保健的效果。

總括而言，中醫師在治療男性不育時，除依病情施予中藥、針灸治療外，並會在整體調理的同時，強調生活習慣的調整和情緒的平衡。

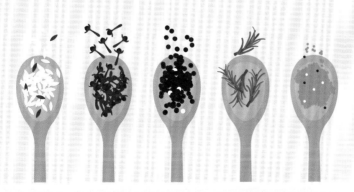

　　大明和小音夫婦多年來一直嘗試懷孕，但仍然未能實現生子的夢想。經過精液檢查，結果顯示大明的精子數量和活動力都正常，這也讓他們不知不孕原因之所在。在經過多次西醫治療後，夫妻倆決定尋求中醫的幫助，於是他們前往中醫師吳大夫的診所，希望能找到解決方案。

　　中醫師吳大夫首先對大明進行了詳細的檢查，包括脈搏診斷和舌診。她發現大明的脈搏有些不正常，且舌頭上有一些特定的徵兆，顯示他身體內存在一些不平衡。吳大夫為大明制定了一個中醫治療計劃，包括針灸、中藥療法和飲食建議。她告訴大明，他的身體需要重新平衡，以改善精子的質量和數量。夫妻倆按照吳大夫的建議進行治療，同時也改變了日常的飲食習慣，選擇了一些有助於生育的食物。之後，他們每個月都會前往吳大夫中醫診所接受治療。經過幾個月的調理，小音終於成功懷孕了。

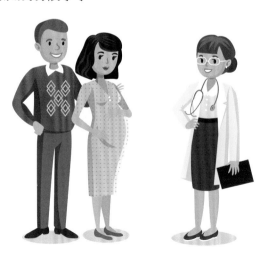

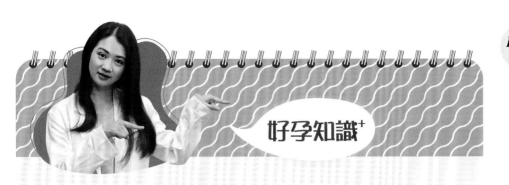

好孕知識⁺

　　臨床上，不少不孕症患者經中醫調養體質，之後配合不孕症專科醫師的安排，有的因此自然懷孕，有的再配合人工生殖技術而能成功懷孕。一般中醫師可能認同中醫調理體質對於不孕症患者的重要性，但有經驗的中醫師還會強調個體化的辨證和治療方案。

　　針對功能不足的情況，中醫師會提供具體性的食療建議，針對患者的體質和需要調整飲食，並可能考慮加入中藥材來調理身體。在針灸治療方面，中醫師會提供更加細緻的針灸方案，依個案遇到的不同問題慎取穴位，並對不同穴位進行針對性的刺激。同時，中醫師會強調生活方式的調整，包括情緒管理、運動和休息等，以全方位地促進患者的身體平衡。

　　另外，中醫師在與不孕症專家的協同合作中，會強調在進行人工生殖技術前，提前進行中醫調理的重要性。

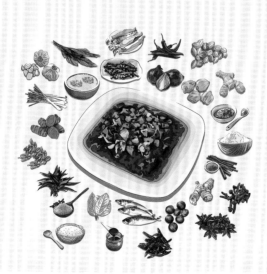

18 有47XXY症候群，早期診斷+凍精可較好保存生育力

　　春生天生睪丸偏小，表現出男性女乳癥候，在不孕症門診進行精液分析時發現無精子。醫師安排春生進行染色體檢查，結果顯示他屬於異常的47XXY染色體型。

　　醫師解釋說：「典型的47XXY（克林菲特氏症）患者，精液中幾乎沒有精子存在，而鑲嵌型的46XY/47XXY在臨床上呈現精子稀少症的特徵。」他進一步指出：「這類病患在青春期進行睪丸切片取精的時候，有時能夠在睪丸中找到極少數的精子，可進行冷凍保存。但如果完全沒有精子，精子銀行是生育期望的另一個可行途徑。」

　　面對這樣的診斷，春生和妻子決定尋求精子捐助和輔助生育治療，包括試管嬰兒技術，以實現他們的生育目標。經歷了借精及試管嬰兒療程後，他們終於迎來了妻子成功懷孕的好消息，新生兒的誕生成為了他們生活中最大的幸福源泉。

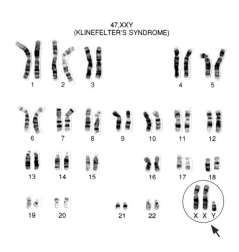

47,XXY
(KLINEFELTER'S SYNDROME)

好孕知識⁺

　　根據文獻報告，克林菲特氏症候群（Klinefelter's Syndrome）又被稱為47XXY症候群，是不孕症男性中的一種罕見疾病，發生率約為3%。有研究發現，這種症候群的診斷結果通常為嚴重少精子症，其特徵是男性患有一種以上的X染色體異常，最常見的情況是47XXY，但也存在其他非整倍體的情況，約佔10%～20%的病例。

　　有文獻指出，患有Klinefelter's Syndrome的男性在青春期可能出現原發性睪丸衰竭，導致濾泡促進激素及泌乳素升高、性腺功能減退症、小而堅硬的睪丸、無精子症或嚴重寡精蟲症、男性女乳症和繼發性發育不全的性別特徵。然而，有研究稱，Klinefelter's Syndrome的表現範圍相當大，約有25%的受影響男性只在青春期前被診斷出來，因此建議所有無精子症的患者應進行染色體檢查，以便早期診斷47XXY症候群，並及早進行精子冷凍保存，以作為日後人工生殖技術的使用。

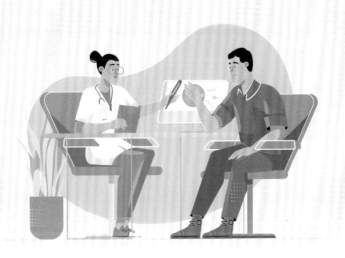

⑲ 人工生殖科技讓無法射精的阿強喜迎小寶貝

　　阿強是一位年輕男性，他在性交時雖能勃起，但是無法射精。臨床上，這種情況被稱為無法射精或射精障礙，可能是由多種因素引起，包括生理和心理原因。醫生建議阿強做進一步的檢查，以確定無法射精的具體原因。

　　在經過一段時間的治療和心理輔導後，阿強仍然無法克服射精的問題。最後，醫生建議阿強選擇人工受孕。為了生育的夢想，他和妻子決定接受人工生殖科技的幫助，由阿強自慰取得精蟲，接著做人工受孕（AIH）。終於，他們實現了當父母的夢想，迎來了一個健康活潑的男寶寶。

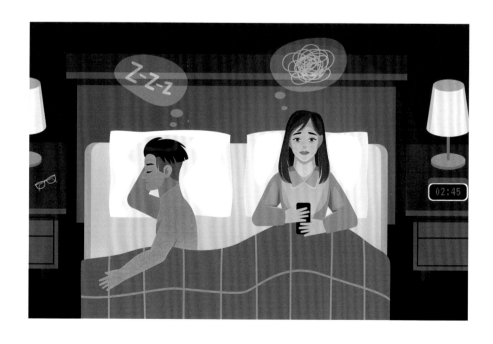

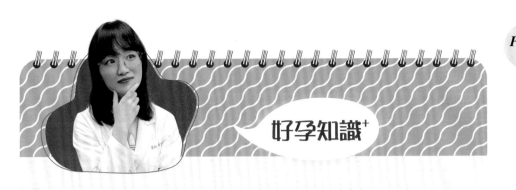

　　當陰莖勃起並插入陰道內時，男性在過程中無法高潮或無法釋放精液，這種現象被稱為不射精症。不射精症是一種男性性功能障礙，影響了個人享受性愛的能力，同時可能導致男性不孕。心理因素、神經損傷（手術、脊髓損傷）、神經病變（糖尿病、巴金森氏症等等）、藥物因素等，都是可能造成不射精的原因。當然，需要與逆行性射精或精液生成障礙進行鑑別診斷。

　　心理因素導致的不射精症可能透過心理治療以減輕焦慮和壓力，並透過性行為指導可有效改善不射精症的症狀。

　　多種文獻報告指出，不射精症可經由泌尿科醫生的協助，通過從睪丸中提取精子，再進行人工授精（IUI）或體外受精（IVF）。對於不射精症的男性，有文獻報告顯示，約有九成的男性使用電刺激療法可進行射精；利用電振動刺激和電刺激療法，約有50%的功能性患者可能在一次治療中痊癒，而大多數患者經過多次治療後也可恢復正常。然而，對於因內分泌失調或藥物引起的不射精症，可能需要適量的荷爾蒙補充或停止使用會影響射精的藥物。相關研究也表明，對於射精管阻塞，可以進行切開射精管口手術，以恢復射精管的正常功能。

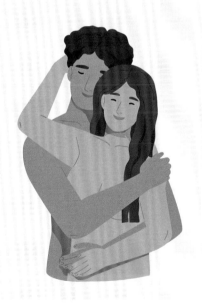

20 生育輔助技術幫助睪丸癌患者保有一線生機

年輕的小李結婚後很希望能成為一名父親，然而他一直面臨著不孕的問題。由於小李自覺右側睪丸比別人大很多，雖然不覺得疼痛，但總感覺能摸到硬塊。小李偕同妻子去婦產科診所，經婦產科醫師檢查後，醫生懷疑小李患有右側睪丸腫瘤，於是轉診至泌尿專科做進一步的檢查。

泌尿外科醫生為他做了一系列詳細檢查，確定了小李患有右側睪丸癌。泌尿外科醫生考慮到腫瘤的性質，建議小李接受右側睪丸切除手術，以避免癌細胞擴散。手術後，小李的康復過程相當順利，也能夠正常勃起，但是不孕的問題仍然存在。

在手術後的第2年，小李與妻子決定一同接受生育輔助技術的治療。經過多次嘗試，他們終於迎來了第一個孩子，是個健康的男寶寶，夫妻倆開心不已。

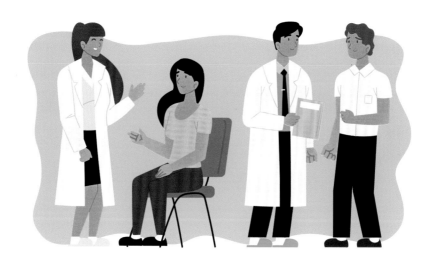

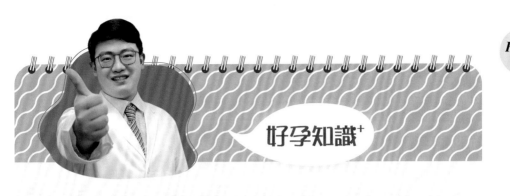

好孕知識⁺

　　所謂精子庫是指收集、冷凍和儲存精子的過程，通常被稱為精子冷凍或精子冷凍保存。冷凍的精子可以在未來用於人工授精（IUI）或體外受精（IVF）。這一過程可以應對癌症治療所帶來的不孕風險。在癌症治療（例如化療）之後，患者的精液中可能只剩下極少或沒有精子，或者因睪丸切除手術而無法再自然產生精子。

　　有文獻指出，另有其他選擇精子庫的原因包括：年齡較大但想要保留生育能力、將來有生育計劃但選擇進行輸精管結紮手術、進行睪酮療法等。

　　有研究提出，在癌症治療前進行的精液檢驗，若顯示無精子症或嚴重少精子症，建議患者在接受睪丸癌切除手術時，同時進行精子冷凍保存。

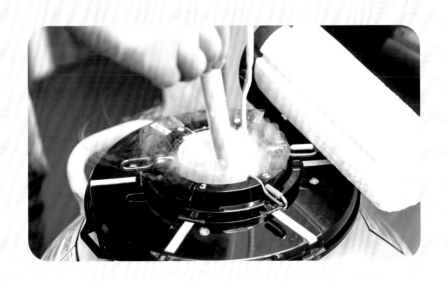

柏林和妻子夢寐以求地想要有一個孩子，然而，長時間的嘗試後仍然未能如願。他們到不孕症專科診所尋求協助，經過精液檢查後，醫生診斷柏林的精子有運動異常，可能是造成不孕的原因之一。醫生建議柏林嘗試輔助生殖技術——人工受孕（Artificial Insemination with Husband's semen，AIH）。然而，柏林被朋友建議服用Pentoxifylline，說能增加懷孕機會。

醫生對柏林說：「Pentoxifylline曾被宣稱可用於改善精子運動能力，從而提高受孕機會。Pentoxifylline本是心血管系統藥品，可促使血管肌肉放鬆，讓血管擴張，進而使血液更容易在體內流通，並可攜帶氧氣和營養到身體末梢的組織器官。」醫生也提醒柏林：「腎功能不全、肝功能異常或有出血傾向者，使用本藥應小心監測。還有，對本藥過敏、視網膜出血、急性心肌梗塞者，都是禁忌對象。」

在準備人工受孕技術（AIH）治療過程中，醫師囑咐柏林停止服用Pentoxifylline，後來他的妻子也接受了人工受孕療程。經過一段時間，柏林的妻子在懷孕試驗時顯示她成功懷孕了。

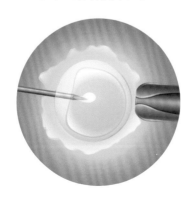

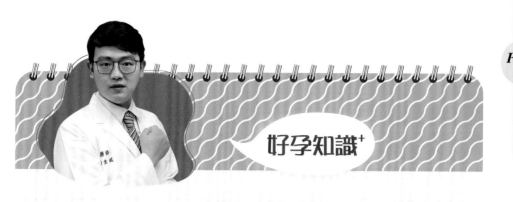

好孕知識⁺

　　根據文獻報告，己酮可可鹼（Pentoxifylline）屬於甲基黃嘌呤化學物質，是一種非選擇性磷酸二酯酶5抑制劑，曾有被應用於治療男性不孕症，以提高精子品質。

　　有研究報告發現，適度的運動可以提升男性的精液量。因氧化壓力可能對精子造成損害，而運動有助於減少氧化壓力。相對於沒有運動習慣的男性，有適度運動的男性平均精液量提升了8.3%，精子的運動能力增加了12.4%，細胞形態改善率提高了17.1%，精子的濃度也提升了14.1%。因此，若想改善精子品質，適度的運動也是一個有效的方法，對提升男性生育能力有所助益。

> 在運動的舞台上，
> 彷彿精子在生命之曲中翩翩起舞。
> 適度運動的力量，
> 讓精子品質如音符一般高亢動人。

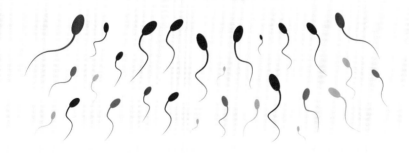

　　年輕的阿立近來有排尿疼痛和少許尿道分泌物，也感覺睪丸腫脹，於是他前往諮詢一位專科醫生。經過檢查後，醫生診斷出阿立感染了披衣菌。醫生說，「若未治療，除會導致副睪炎，進而影響精子的生產和品質，造成男性不孕外，還具有傳染性。若配偶也感染到披衣菌，可能會擴散到上生殖腔器官，造成骨盆腔炎症，進而導致不孕或子宮外孕。」阿立聽後便著手治療，一段時間後症狀已逐漸緩解。

　　最近，阿立夫妻來婦產科診所做婚後孕前檢查，結果報告發現，阿立的妻子小菁有感染披衣菌，醫生建議先做抗生素治療，並安排適當時間讓小菁檢查子宮輸卵管攝影，以確認輸卵管是否暢通。小菁做完子宮輸卵管攝影檢查後發現輸卵管雙側阻塞，不孕症專科醫生解釋說，「慢性的披衣菌感染，症狀有時不明顯，常經由性行為傳染而不自知，最後造成子宮輸卵管發炎。因此，建議夫妻若一方有感染披衣菌，雙方都要一起治療。」

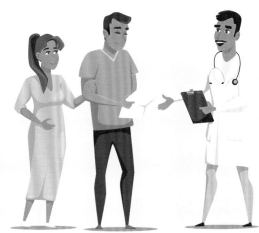

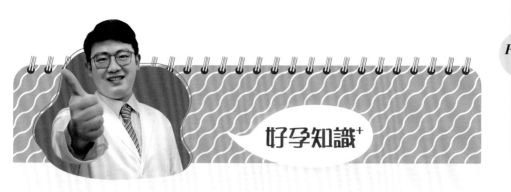

好孕知識⁺

　　新北市政府提供已婚但未生育第一胎的夫妻，只要其中一方或雙方設籍於新北市，即可享有一次免費的婚後孕前健康檢查服務。

女性檢查項目	男性檢查項目
1.基本資料及身體檢查（含基本資料、健康史、一般檢查、家族史等）	1.基本資料及身體檢查（含基本資料、健康史、一般檢查、家族史等）
2.血液常規檢驗	2.血液常規檢驗
3.尿液常規檢驗	3.尿液常規檢驗
4.愛滋病篩檢	4.精蟲分析
5.梅毒篩檢	5.愛滋病篩檢
6.水痘抗體篩檢	6.梅毒篩檢
7.德國麻疹抗體篩檢	
8.甲狀腺刺激素檢查	
9.披衣菌抗體檢查	

　　如有地中海型貧血家族病史者可加做血色素電泳（Hb-EP）檢驗。

　　詳情請上網：www.health.ntpc.gov.tw/basic/?node=10587

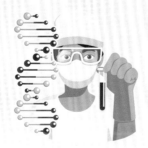

23 手術矯正包皮繫帶過短，實現生子夢想

　　阿燦和小樂結婚6個月，但一直未能懷孕，讓家人感到擔憂。經過專業的不孕症檢查後，醫生發現阿燦的包皮繫帶過短。經進一步的了解，確認阿燦因包皮繫帶過短，使得陰莖在勃起時龜頭過度偏向下方，一直無法進入陰道。

　　醫生建議進行包皮繫帶手術以解決這個問題。手術相對簡單，通常可在局部麻醉下進行。阿燦手術後恢復順利，康復後夫妻倆能夠正常進行性交。經過一段時間後，阿燦和小樂終於實現了夢寐以求的懷孕目標，也先後迎來了三個健康的寶寶。

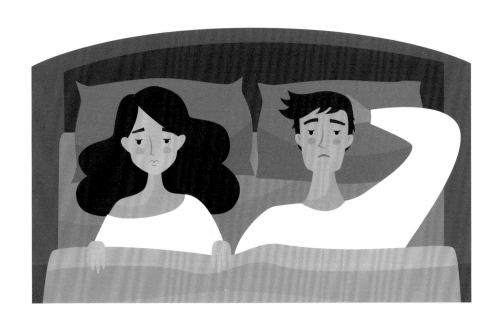

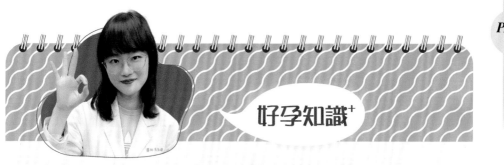

好孕知識⁺

　　包皮繫帶是連接龜頭和包皮的彈性皮膚皺褶。包皮繫帶過短是指這個連接結構太短，從而限制了包皮的正常活動。通常，包皮繫帶應該足夠長和柔軟，以允許包皮在勃起時完全回縮，使其平穩地覆蓋在陰莖軸上。

　　男性包皮繫帶過短的常見原因包括天生繫帶較短或包皮反覆發炎，導致包皮繫帶的纖維化而逐漸變短。包皮繫帶過短可能導致無法正常性交或性交時疼痛。有研究指出，由於包皮繫帶和龜頭分佈有許多神經，過短的繫帶容易受到摩擦而引發「早洩」的問題。在檢查中，若將包皮拉回後，龜頭因包皮繫帶的拉扯而往下偏移的角度超過20度，即表示存在包皮繫帶過短的情況。

　　對於包皮繫帶過短的情形，可以考慮進行手術，以緩解由繫帶過短引起的不適和疼痛。

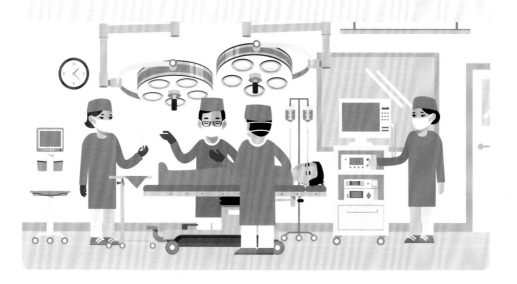

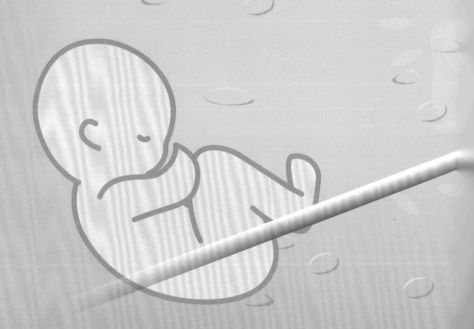

PART III

人工生殖
助好孕

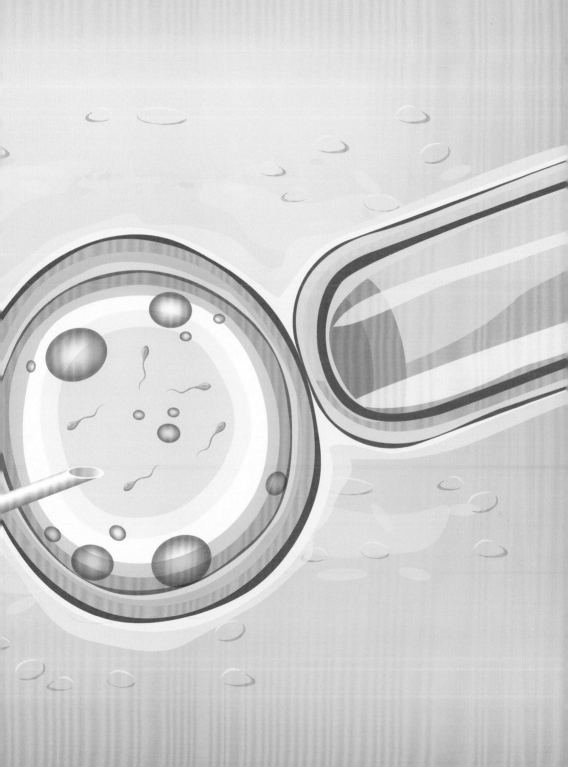

① 人工受孕（AIH/IUI）幫助不孕症患者增加受孕機會

　　現年32歲的郁文是一位充滿愛心的女性，她夢想著擁有自己的小寶寶。然而，多年來她和丈夫努力嘗試自然受孕，但每次都以失望告終。最終他們決定嘗試輔助生殖技術，於是向不孕專科醫師諮詢有關人工受孕（AIH）的技術。

　　醫師說：「人工受孕（AIH/IUI）通常適用於以下情況的夫妻：男性不孕（精子數量或品質不佳，或存在影響受孕的生殖系統問題）、女性不孕（如子宮頸黏液問題、或者有精子抗體等）、不明原因不孕等，AIH/IUI可作為一種輔助技術來增加受孕機會。」醫師又說：「要做人工受孕的先決條件，就是輸卵管至少要有一邊是通暢的。若是已接受3次人工授精仍無法懷孕的年輕女性，建議可做試管嬰兒，以增加懷孕的機率。」

　　郁文和她的丈夫選擇進行人工受孕，治療過程也注射了促排卵針，藉陰道超音波監測卵泡發育，並注射破卵針，在排卵時間行AIH/IUI輔助技術。經過兩次的人工受孕，郁文終於成功懷孕，10個月後順利生下一個健康的小寶寶。

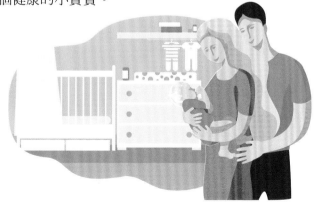

好孕知識⁺

　　人工受孕（IUI）技術使用先生的精子稱為AIH，而使用捐贈者的精子稱為AID。有文獻報告，精子達一定數目（精子樣本中每cc不少於1千萬、活動精子總計數有500萬～1000萬/ml、精子總活力不少於30%、精子有大於4%的正常形態、精子DNA碎片率小於30%），IUI才有較高的成功率。另外，女性年齡小於35歲、不孕史小於4年、只有輕微程度的子宮內膜異位、FSH小於7IU/ml，人工受孕才比較不會失敗。

　　一些研究發現，在人工受孕過程中可使用促排卵藥物，以得到2～3個成熟卵泡，且適當服用雌激素使子宮內膜厚度大於7mm。同時，使用排卵試紙預測排卵時間，依卵泡大小決定觸發排卵的時機（如只用口服促排卵藥物使卵泡達20～22mm時），並選擇觸發排卵的方式（如打hCG之破卵針）。精液準備要良好（需禁慾2～3天），在最正確的排卵時間將純化處理過的精子，以軟性植入管注入子宮腔。人工受孕後，使用口服或陰道塞劑黃體素，以穩定子宮內膜，讓胚胎能穩定著床。雖有研究稱，人工受孕的活產率與女性年齡呈強負相關，而與男性年齡無相關性。然而另有文獻報告，每週期人工受孕的平均懷孕率約為15%～20%，其成功與否，與精子的數量和活動力、女性排卵數目息息相關。

　　AIH/IUI如同神奇的鑰匙，開啟生命之門，
　　為渴望愛的心靈播下生育的種子。

39歲的春梅和丈夫已結婚多年，然而，春梅卻一直無法懷孕。在醫師的安排下，他們做了一系列檢查，試圖找出無法自然懷孕的原因。春梅也向醫生詢問一些關於做試管嬰兒的問題。醫生說：「在嘗試IVF（試管嬰兒）之前，一般會建議先嘗試AIH（人工受精），若人

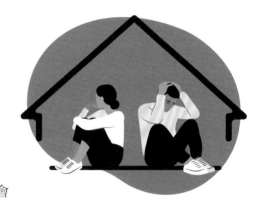

工受精3次以上仍未成功，或醫師評估非做IVF不可，才會考慮病人做試管嬰兒。」醫生又說：「如果發現有長時間的生育障礙，試管嬰兒可以是一種選擇。最常見的情況是：女性因素不孕（包括卵巢功能低下、輸卵管阻塞等）、男性因素不孕（包括精子數量、運動性和形態等問題）、年齡因素（如女性年齡在35歲以上而懷孕困難）、重複性流產（如經歷多次連續流產，除需進行詳細的檢查外，也可考慮做試管嬰兒）、遺傳疾病（如自己或伴侶患有嚴重的遺傳性疾病，試管嬰兒可以通過基因篩檢選擇健康的胚胎植入）、其他治療無效者。」

在深思熟慮後，春梅和丈夫決定嘗試試管嬰兒。醫生協助他們選擇了最健康的胚胎，隨後將胚胎植入春梅的子宮。經過幾個月的等待，他們終於迎來了期盼已久的第一個孩子。

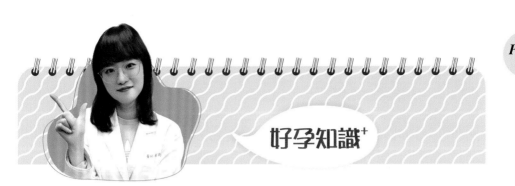

　　文獻指出，選擇試管嬰兒的男性因素包括重度少弱精子症（洗滌後活動精蟲數小於1百萬）、不可逆的阻塞性無精症、精子產生免疫抗體、以及不明原因的不孕等。然而，對於非阻塞性無精症患者，有時仍需要透過供精的方式進行生育治療。

　　至於女性及其他因素方面，有研究提出，選擇試管嬰兒的原因可能包括輸卵管因素（雙側輸卵管完全閉塞）、排卵功能障礙（多囊性卵巢、卵巢功能早期衰竭等，經促排卵藥物治療仍無法受孕）、骨盆或腹腔因素（如stage IV/DIE嚴重級子宮內膜異位症）、免疫性因素（有抗精子抗體）、子宮或卵巢等其他疾病（如子宮肌瘤、子宮內膜息肉或粘連、卵巢囊腫等，手術治療後仍不能受孕者）、不明原因（三次AIH或AID失敗者）、以及年齡大於40歲的婦女。

　　另有文獻報告，若夫妻任一方有明確染色體異常、遺傳性疾病、或不明原因的習慣性流產，則可透過PGD & PGS進行胚胎篩選，也就是俗稱的「第三代試管嬰兒」。而在女方卵巢功能衰竭導致卵子質量差的情況下，也可考慮採用贈卵（Oocyte donation）的試管嬰兒技術。

> 在不孕的歲月裡追尋著夢想，
> 試管嬰兒是那扇悄然開啟的門。

搶救少子化，政府補助做試管嬰兒

現年37歲的怡怡，長久以來和丈夫明新都希望有一個孩子。在經過多年的嘗試後，發現自然受孕對他們來說似乎是一個遙不可及的夢想，因為醫生診斷出怡怡存在嚴重的子宮內膜異位症。

怡怡和明新諮詢了不孕症醫生後，他們決定嘗試試管嬰兒技術（IVF）。但兩人一算，做試管嬰兒的費用並不便宜，這將造成他們沉重的負擔，好在醫生告訴他們政府對此有補助計劃：「目前我國政府對不孕症試管嬰兒療程的補助，其申請身份須符合以下條件：一是經診斷為不孕的夫妻；二是夫妻雙方至少一方有本國國籍；三是妻子年齡在44歲以下（未滿45歲）。」醫生又提及：「除低收及中低收入戶維持每次最高補助15萬元外，一般不孕夫妻首次申請，政府補助最高10萬元，再次申請最多是6萬元；未滿40歲，每胎最高可補助6次，40～44歲可補助3次。」

政府的這個補助計畫，使他們再次燃起生子的希望，也成功獲得了補助。幸運地，怡怡經過1次試管嬰兒療程就懷上了他們的寶寶。

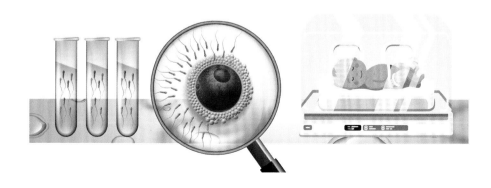

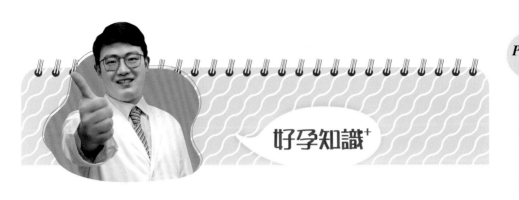

好孕知識+

　　當一個國家的婦女總生育數低於2.1人時，代表生育率低於人口替代生育水準。有研究指出，台灣的低生育率從千禧年的1.7人不斷探底，近幾年更未超過1.2人，讓少子化現象更為嚴峻。但有學者指出，少子化也可能是我國施行公費補助試管嬰兒科技的重要推手。

　　政府為支持與協助不孕夫妻的生育願望，並減輕進行試管嬰兒夫婦的經濟負擔，自2021年7月1日起，衛生福利部開啟大規模補助試管嬰兒的政策，但以下幾項檢查尚不列入試管嬰兒補助的範圍：

　　1.子宮內膜容受性檢測（ERA）。

　　2.胚胎切片PGS。

　　3.借卵之費用。

　　4.借精之費用。

　　而為了鼓勵生育，政府不只將不孕症的補助方案擴大，也擴大了針對各種鼓勵生育的對策。例如對於有健保身分的孕媽咪，在產檢方面，目前政府補助產檢的次數提高到14次；可以公費產檢的項目包含了以下7大項：例行檢查、抽血、產檢驗尿、3次產科超音波檢查、產前乙型鏈球菌篩檢、妊娠糖尿病篩檢、產前貧血檢查。

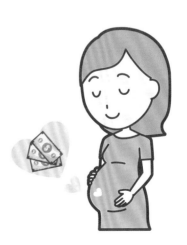

④ 試管嬰兒進行PGS，提高植入成功率

　　明川和小惠夫婦很想擁有一個健康的孩子，但長時間的嘗試並未能使他們自然受孕。由於小惠已經38歲了，所以他們決定嘗試試管嬰兒技術，希望科技能幫助他們實現成為父母的願望。

　　在進行試管嬰兒療程時，醫生表示：「PGS（胚胎基因檢測）是一種能夠檢測胚胎遺傳異常的技術，也就是準備植入前先將染色體正常的胚胎篩選出來，然後再植入子宮，就可提高植入的成功率，也可避免生出具有遺傳疾病的孩子。」醫生又說：「臨床上，若是婦女懷孕的年齡已超過35歲、或曾經歷多次流產、或有家族性染色體遺傳問題、或是有多次不孕療程失敗的經歷，植入前就要思考是否要進行PGS，利用這項檢測分析胚胎的基因，確保胚胎是優良的。」

　　明川和小惠決定接受PGS檢測。在檢測的過程中，醫生從多個胚胎中選了一個良好的胚胎，並將它植入小惠的子宮內。幾個星期後，醫師告訴小惠她懷孕了！

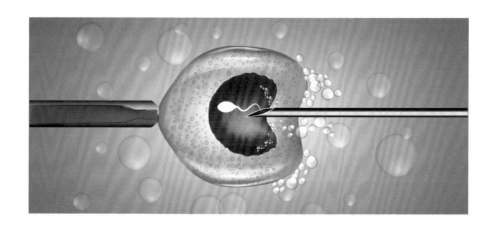

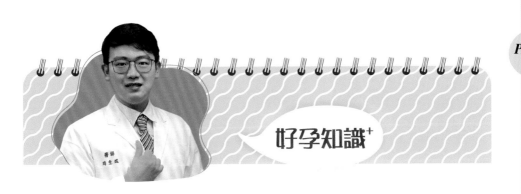

　　有文獻指出，為了提升試管嬰兒的成功率，大多數會先挑選外觀優良的胚胎在第3天（卵裂期）或第5天（囊胚期）來植入；但是外觀正常的胚胎也不一定能著床，因為胚胎染色體的正常與否，才是影響著床成功率的因素之一。

　　所謂的PGS，也就是準備植入前，並無特定遺傳的目標，先將其染色體正常的胚胎篩選出來。醫師只把優良的胚胎植入子宮，以提高其植入的成功率，也可避免生出畸形兒，或具有遺傳疾病的病兒。有研究提及，若是婦女的年齡已超過35歲、或曾有多次的流產經驗、或有家族性染色體遺傳的問題，或是有多次不孕療程的失敗經歷，植入前就要思考是否要進行PGS。

　　另有文獻報告，與一般試管嬰兒療程相比較，35歲以上至40歲間有做PGS的婦女，在著床率及懷孕率的表現都比較好。然而，據一些研究發現，PGS的結果可能因不同檢測平台而產生差異，且無法完全排除所有基因遺傳疾病，可能仍存在基因重複、單一基因突變、微小染色體缺失或新生變異等狀況。此外，在進行PGS評估時，也伴隨著胚胎切片所帶來的風險。如果評估結果是偽陽性，導致有機會生下正常寶寶的胚胎被遺棄；反之，可能是偽陰性，而植入了一個異常的胚胎。當所有胚胎的檢測結果都被視為異常時，可能面臨無法植入任何胚胎的困境。

　　有文獻報告指出，PGS只在35～40歲的婦女中才有提高懷孕率的效果。這可能是因為PGS在多重的檢查程序中，造成了部分胚胎的損傷，或者在診斷中出現了偽陽性，導致放棄了有機會懷孕的正常胚胎，進而減少了累積的懷孕率。

5 試管嬰兒 用AI人工智能系統選胚

承佑和嘉玲夫妻長時間嘗試懷孕，都未能成功受孕。在經歷了多次失望後，醫生建議他們嘗試試管嬰兒技術，再搭配AI人工智能系統協助。

醫師說：「目前可運用Time-Lapse（胚胎影像實時監控培養箱），與大數據搭配AI人工智能系統，讓胚胎的挑選變得更迅速且精確。也就是說，當胚胎的外觀分級差不多時，利用AI選胚以選出優良的胚胎來進行植入。」

經過一系列的檢查，嘉玲接受試管嬰兒技術來協助懷孕，並使在AI系統選出的胚胎成功著床。經過了10個月的懷胎過程，嘉玲順利生下了一個健康的寶寶，這個小生命為他們的家庭帶來了無限的喜悅和幸福。

的確，現代醫學和AI技術幫助不孕夫妻實現他們的夢想，並為他們打開了一扇通向新生活的大門。這就是科學和技術的結合，已造福了不少家庭。

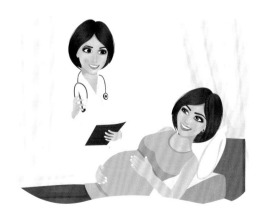

好孕知識⁺

有文獻報告，類似GPT（Generative Pre-trained Transformer）技術的AI，透過輸入大量的胚胎圖像到系統中進行分析，利用機器學習辨識胚胎。這經過訓練的模型被用來確定哪些胚胎存在問題，為每個胚胎進行評分。目前最廣泛使用的軟體之一是智能選胚系統KID Score（Known Implantation Data，KID），該系統收集了全球超過500萬例成功著床胚胎的大數據資料。

有多項研究報告指出，應用KID Score的人工智慧技術來輔助篩選胚胎具有相當的優勢。因此，AI選胚技術基於胚胎生長變化影像，引入AI大數據，並進行精準計算，以協助預測和評估胚胎品質。另有文獻稱，與著床前染色體檢測（PGS）相比，AI選胚和PGS都可以幫助評估胚胎品質，但它們使用了不同的角度進行品質篩選。這兩者都有助於提高胚胎的著床率。

	胚胎著床前染色體篩檢 （PGS/PGT-A）	AI選胚技術
技術	胚胎切片做染色體基因分析	Time-Lapse（胚胎影像實時監控培養箱）+AI運算
適用對象	•38歲以上高齡產婦 •家族有染色體異常 •多次胚胎植入失敗 •反覆性流產 •其他等	•高齡或卵巢功能不良的病人、或對刺激排卵藥物反應不佳，致取出卵子顆數較少者。 •運用Time-Lapse，使胚胎數較少者，全程在恆溫、恆濕、酸鹼度恆定中成長，以提高胚胎品質，減少無染色體異常胚胎受到不必要之傷害。 •藉AI選出高評比的KID Score胚胎，卵子數較少者不用靠侵入性的染色體篩檢技術，仍可擁有高的懷孕率。
限制	•胚胎數過少或胚胎無法培養到足夠大小時。 •是侵入性的染色體篩檢技術，無法完全排除胚胎切片的傷害。 •尚無法確定是否能夠完全排除鑲嵌染色體。	•對形態學的評估方式仍有其限制、AI運算受到導入數據庫的影像與個案數多寡之影響。 •也有文獻報告，運用AI解析的過往大資料庫，雖精準的預測優良囊胚來植入子宮，仍有無法得到預期效益的情形。

　　美玉和丈夫一直夢想著能有一個可愛的寶寶，但在一年的嘗試懷孕後，她們並未能如願。經過不孕症專科醫生的檢查，發現美玉患有排卵問題。醫師說：「美玉的卵巢並不總是正常釋放卵子，可能是造成不孕的主要原因之一。」於是醫生建議她們嘗試排卵誘導治療，以增加懷孕的機會。誘導排卵的藥有可洛米分（clomiphene），也有可洛米分+hMG、hMG+FSH等藥物。

　　醫師又說：「臨床上可用陰道超音波偵測卵泡的大小，及用LH試劑來判斷排卵的時間。當卵泡長到足夠大時，可用HCG之破卵針刺激卵子排出，通常注射破卵針後24～36小時可自行行房或行人工受孕。」

　　美玉在醫生的指導下開始接受排卵誘導藥物的治療，以期提高受孕機會。在3個月的治療後，美玉終於成功懷孕了。

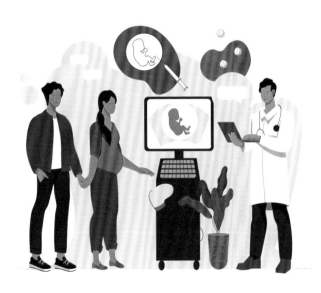

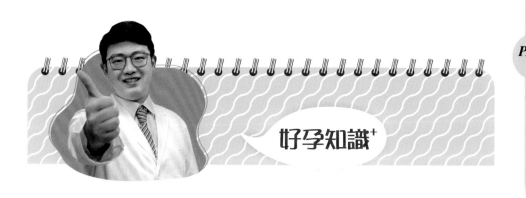

好孕知識⁺

　　有文獻提及，對於患有多囊卵巢綜合症（PCOS）的不孕婦女，在開始使用促排卵藥進行治療之前，應改善生活方式，特別對超重的女性來說，更應減輕體重、運動、戒菸和戒酒。口服排卵藥主要包括傳統的clomiphene（又稱快樂孕）和新型的Letrozole。clomiphene的適應症是排卵有極少或無排卵的患者。clomiphene的副作用一般為輕微的噁心、頭痛、潮熱、胸部脹痛、腸胃不適等。由於排卵藥具有抗雌激素的性質，可能導致子宮內膜變薄。因此，在使用排卵藥後，可能需要追加使用改善子宮內膜厚度的雌激素。

　　根據文獻報告，Letrozole原本是治療乳癌的藥物，但在不孕症治療中也被使用。Letrozole的適應症包括排卵異常和多囊性卵巢症候群的肥胖患者。根據文獻報告，相較於使用clomiphene的年輕肥胖多囊性卵巢患者，使用Letrozole的排卵率、理想內膜比率和懷孕機率更有良好的結果。

　　此外，有文獻指出，如果使用口服排卵藥治療3～6個月仍未成功懷孕，建議進一步進行不孕原因的檢查，例如有無雙側輸卵管阻塞、嚴重精子問題等，同時考慮是否需要進行試管嬰兒技術的療程。

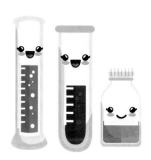

7 冷凍胚胎（凍胚）提升高齡懷孕的成功機會

　　小梅因為家庭事業的原因，她和丈夫希望延後懷孕，因此他們決定先將受精卵或胚胎冷凍（凍胚），以便將來在適當時機進行植入。他們諮詢了不孕症專科醫師，醫師解釋說：「所謂冷凍胚胎技術，就是將胚胎玻璃化保存在母體外，然後在需要時解凍，再植入子宮。這項技術讓他們能夠在最適合的時機進行植入，提高了高齡懷孕成功的機會。」

　　醫師進一步解釋：「冷凍胚胎在以下情況被考慮使用：1.推遲懷孕，例如因事業、教育或其他原因，希望延後懷孕，可以在年紀較輕時將受精卵或胚胎冷凍。2.治療不孕，當進行試管嬰兒（IVF）時，可能會得到多個受精卵或胚胎。考慮一次植入可能不成功，多餘的受精卵或胚胎可被冷凍保存。3.維持生育能力，例如在接受癌症治療或其他可能影響生育能力的治療前，冷凍胚胎是一種選擇。」

　　聽完醫生的說明，小梅和先生接受了醫生所提冷凍胚胎的建議，以便將來讓他們還有機會完成當父母的夢想。

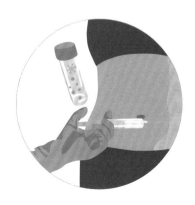

好孕來了！婦產科主治醫師全方位解析男/女不孕及人工生殖＋不孕症中醫調養秘訣

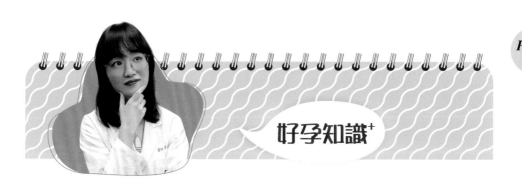

　　冷凍胚胎是經過冷凍保護劑處理後的胚胎，透過冷凍技術使胚胎保存下來。然而，經解凍後的胚胎並不保證能存活，但優良的胚胎在解凍後通常具有較高的存活率和較低的受傷率。有文獻報告顯示，胚胎解凍後的存活率可超過60%。

　　那什麼才是優良的胚胎呢？

　　一些研究發現，在冷凍前的胚胎若無細胞質碎片（fragment）存在，且細胞透明而對稱，表示胚胎的品質良好，解凍後的存活率以及懷孕率會較高。此外，如果冷凍時胚胎處於細胞分裂的偶數細胞期，這表示細胞較穩定，不容易受到冷凍造成的傷害。相反地，如果胚胎處於細胞分裂的奇數細胞期，由於此時紡錘體正在形成，染色體也正在複製，胚胎較容易受到環境溫度劇烈變化的傷害，進而影響胚胎品質。

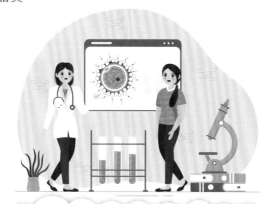

懷抱夢想的胚胎，等待著未來的芬芳。

8 自體卵子激活（AOA）提升受精機率

　　小芬和丈夫嘗試了兩次試管嬰兒療程，但都受精失敗。醫師建議小芬接受自體卵子激活（Artificial Oocyte Activation，AOA）這一輔助生殖技術，以達成懷孕的目的。

　　醫師向小芬和她的丈夫解釋說：「AOA主要用於那些卵子與精子不能正常受精。在這個過程中，醫生先收集太太的卵子，接著進行一個特殊的處理過程，以激活卵子，使其變得更容易受精。」醫師又說：「過往有體外受精之受精率很差，在做試管嬰兒療程時可選擇精蟲顯微注射。如果卵子有受精上的缺陷，也可使用鈣離子活化劑來活化卵子，進行自體卵子激活（AOA）。」

　　小芬和她的丈夫同意嘗試AOA技術。在過程中，成功激活的卵子與精子受精，形成了健康的胚胎。然後，醫生選擇一個健康的胚胎移入小芬的子宮內，經過一段時間，她果然成功懷孕了。

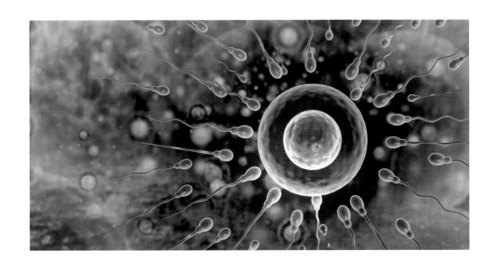

雖有研究報告提及，對卵子透明帶的機械、化學或雷射的激活技術，似乎確實提供了顯著增加臨床妊娠的機會，但它可能只在統計學上達到顯著意義。此外，亦有文獻報告指出，對於幾次完全受精失敗或是低受精率的個案，經自體卵子激活技術（AOA）能有效提高其受孕率、著床率與活產率。

自體卵子激活技術可透過以下方式實現：

1.機械性的物理刺激：即利用顯微操作儀，將單一精子注射入卵子的細胞漿，以機械動作激活卵子。

2.化學性的激活刺激：通常是使用鈣離子載體來實現人工激活卵子的目的。

3.雷射光激活技術：即利用雷射光刺激卵子，提高其內部鈣離子濃度，引發生化反應和分裂。

一些研究顯示，自體卵子激活的目的是增強卵子的受精功能，主要應用於精子狀況極差的男性不孕症案例，以提高受精率。然而，值得注意的是，自體卵子激活技術僅能改善卵子受精上的缺陷，若卵子數量過少，仍難以透過此技術獲得良好的受孕機會。

有研究指出，自體卵子激活技術可用在以下的情形：

• 之前的試管嬰兒療程完全受精失敗者。

• 之前的試管嬰兒療程受精率低於30%者。

• 有嚴重的男性不孕症者，包括精子質量差或精子畸形的情況，例如圓頭精子症。

• 經睪丸切片取得精子者。

• 有免疫因素引起的不孕者。

• 屬冷凍精子者。

瑞芯已經43歲，她和丈夫一直渴望有一個孩子，但在嘗試多次試管嬰兒療程後，他們總是遇到懷孕失敗的困境。不孕專科醫生建議他們嘗試子宮內膜容受性檢測（Endometrial Receptivity Analysis，ERA），以了解最適合植入胚胎的時間。

醫師說：「子宮內膜容受性檢測可以找出子宮內膜最佳著床窗期。以下情形可考慮做子宮內膜容受性檢測：高齡（43歲以上）者；進行第三代試管普拉斯療程者；多次植入染色體正常囊胚未懷孕者；35歲以下植入1次未懷孕者等等。」醫師又說：「試管嬰兒失敗的原因，根據統計報告，高比率是胚胎染色體上的異常，或是著床窗時間異常所造成。目前，胚胎著床前基因篩檢（PGS）可選出正常染色體的胚胎，而子宮內膜容受性檢測可找出最佳的著床窗時間。利用這兩種技術，可大幅提高懷孕率。」

瑞芯接受了這兩項技術檢測，並再次嘗試了試管嬰兒技術。這一次，她成功植入了胚胎。不久後，瑞芯懷孕了，並在幾個月後順利產下她和先生期待已久的可愛寶寶。

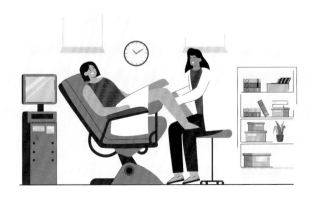

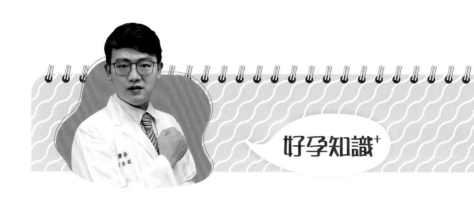

　　有研究發現，試管嬰兒能成功與否，除了要有正常的胚胎染色體外，也與子宮內膜環境和胚胎植入時機有關，即所謂的著床窗期（Window of implantation，WOI）。子宮內膜容受性檢測（ERA）是在前1週期做子宮內膜切片檢查，用以預測個人最佳的著床窗期，使胚胎植入與子宮內膜接受胚胎時間得到同步。另有研究報告顯示，著床窗期一般約在排卵後的5～7天，但大約有三成以上的女性，子宮內膜著床窗期有較一般狀況提前或延後的現象。所謂的第三代試管普拉斯（PGS+ERA），即試管嬰兒技術透過胚胎著床前染色體篩查（PGS），將染色體正常的胚胎，在母體的子宮內膜最佳著床窗期進行個人化的植入。

　　有文獻提出，以下個案可考慮做第三代試管普拉斯（胚胎著床前染色體篩檢+子宮內膜容受性檢測）：

　　1.相關檢查皆正常，而多次植入染色體正常囊胚仍未懷孕者。

　　2.子宮內膜的厚度過薄（小於7mm）。

　　3.過度肥胖者（如BMI大於30）。

　　4.有反覆性流產史者。

　　5.較高齡者（如43歲以上）。

　　6.希望能夠一次植入胚胎就成功懷孕者。

　　7.希望不要浪費胚胎者。

　　8.借卵，或35歲以下曾植入多次胚胎未懷孕者。

　　　　ERA的旋律，揭開著床窗的神秘序曲。

⑩ 多囊性卵巢症候群患者靠體外成熟培養（IVM）技術成功受孕

　　安媞和丈夫夢寐以求想要有一個孩子。由於安媞有多囊性卵巢症候群，注射了許多排卵刺激針，但一直不見卵泡成熟長大。醫師建議安媞採體外成熟（IVM）這一輔助生殖技術，也就是說，進行不成熟卵子體外成熟培養的療程。一旦卵子成熟，再使它們受精並培養成胚胎，然後再植入患者的子宮內。

　　醫師跟安媞和她的丈夫說：「IVM（In vitro maturation）適用於不能接受高劑量排卵刺激針的患者。多囊性卵巢症候群的患者，有時就需要靠IVM技術來達成懷孕的願望。」安媞和她的丈夫同意嘗試IVM。

　　在治療過程中，醫生將從安媞卵巢取出的不成熟卵子在體外培養成熟後，再進行試管嬰兒技術。經過一段時間，安媞做了妊娠檢查，結果顯示她懷孕了。幾個月後，她順利生下了一個健康的寶寶。

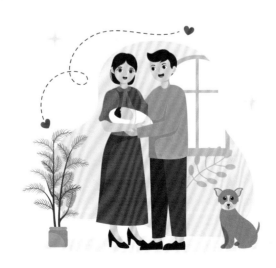

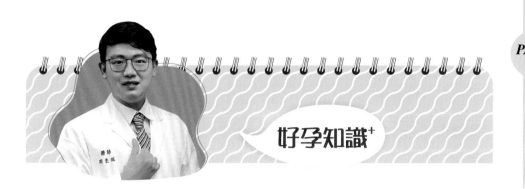

好孕知識+

　　在IVM的過程中，醫師會從卵巢中抽取未成熟卵子（約10～12毫米大的卵泡），接著將其置入IVM的培養液中培養。通常，這些卵子在1～2天後會發育成熟。然後，利用體外受精的程序，將受精發育完成的良好胚胎植入母體子宮。文獻提出，IVM技術的適應症包括：多囊性卵巢症候群的患者、對促性腺激素刺激高度反應或卵巢低反應患者、以及需要保存生育能力的腫瘤患者等。

　　有文獻指出，IVM技術不需注射激素來刺激卵巢產生卵子，可避免發生卵巢過度刺激症候群（OHSS）。有研究顯示，IVM卵母細胞取樣的時間較長，但IVF組和IVM組的疼痛評分及併發症發生率並無顯著差異。文獻報告指出，透過IVM技術培養成熟的卵子，其受精能力和發育方面與在母體內成熟的卵子沒有統計學上的差異。因此，對於40歲以下、無法自然排卵的多囊性卵巢症候群女性，IVM技術可能會幫助達到受孕的效果。

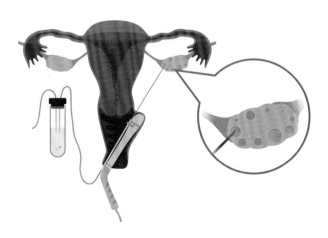

11 人工生殖技術 幫助辨識好/壞胚胎

　　現年41歲的小妍，和丈夫努力了好多年仍未能實現懷孕的夢想。經過檢查後，醫生建議他們嘗試試管嬰兒技術，來實現生育的機會。

　　醫師說：「試管嬰兒療程的過程中，其中一個重要的步驟是選擇健康的胚胎植入子宮。這可透過Time-Lapse（胚胎影像實時監控培養箱）的密集監測，以發現分裂異常的胚胎，然後將其剔除。接著，根據胚胎等級，在第三天（D3）和第五天（D5）中選擇最適合植入的胚胎。若在D5植入胚胎，可以進行胚胎著床前染色體篩檢（PGS）/胚胎植入前基因檢測發散性的染色體非整倍體（PGT-A）、胚胎著床前基因診斷（PGD）/胚胎植入前基因檢測單基因缺損的疾病（PGT-M），或者胚胎植入前基因檢測染色體結構異常（PGT-SR），以排除染色體異常的胚胎。

　　小妍和丈夫在醫生的建議下接受了以上的療程，並選擇了一個健康的胚胎植入。不久後，小妍確認懷孕了，終於實現她成為母親的夢想。

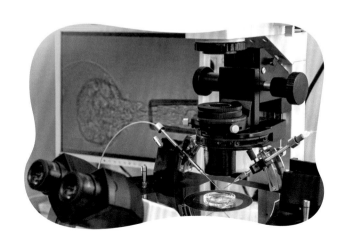

好孕知識⁺

　　研究發現，在自然受孕的過程中，精子與卵子在輸卵管結合形成受精卵後，會一邊分裂一邊移動到子宮腔內。大約在受精後的第7天左右，受精卵會著床在子宮腔內壁。而在試管嬰兒的療程中，胚胎師會在第1、3、5天固定觀察胚胎的發育狀態。D3為卵裂期胚胎，此階段會分裂成8顆細胞；D5為囊胚期胚胎，此階段會分裂成外圍的滋養層細胞和內層的內細胞團。

　　胚胎在不同階段的分級可作為預測著床成功率與懷孕率的指標。有研究提出，在以往的試管嬰兒療程中，因為部分胚胎無法在體外培養到第5天的囊胚期，所以選擇在第3天植入。然而，有文獻指出，在第5天再植入更優質的胚胎可降低多胞胎和子宮外孕的機率。此外，可以取滋養外胚層細胞進行胚胎著床前染色體篩檢（PGS/PGT-A），或針對有遺傳帶因者進行單一基因遺傳性疾病檢測（PGD/PGT-M），以排除染色體或基因異常的胚胎。

　　有研究報告指出，來自周圍環境或診所內的污染物可能導致培養基中毒素的積累，進而影響胚胎的發育。有些文獻提出，利用Time-Lapse（胚胎影像實時監控培養箱），可使胚胎全程在恆溫、恆濕、酸鹼度恆定的環境中成長。這有助於提高受精卵在體外培養到第5天的機會。以利於進行胚胎著床前染色體篩檢，而挑選出品質優良的胚胎進行植入子宮。

大弘婚後一直夢想著有一天能成為一名父親，但他一直面臨著不孕的問題，因為大弘有男性女乳症特徵，經過檢查，醫生確診他患有46XX男性症候群，這是一種罕見的性別發育異常症候群，他的染色體組成是46XX。

大弘沒有喉結，陰毛呈現女性分布的倒立三角形，他的男性外觀特徵雖不明顯——陰莖短小且睪丸也很小，但外部性別特徵仍會被認為是男性。大弘血液中的男性荷爾蒙數值雖然偏低，但他仍能勃起、射精。

醫生說：「男性罹患46XX男性症候群會造成不孕，骨質密度也會偏低，要補充男性荷爾蒙，並預防骨質疏鬆症的發生。由於46XX男性症候群的患者在法律認定上仍為男性，所以夫妻可申請精子銀行來幫助實現懷孕生子的夢想。」

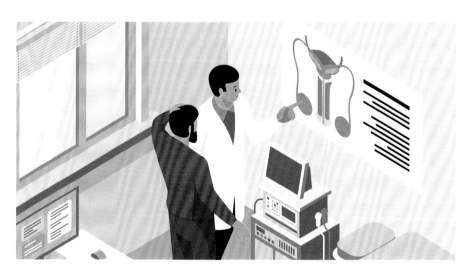

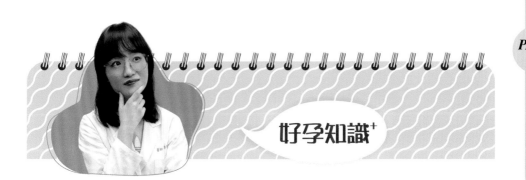

好孕知識⁺

在進行精子或卵子捐贈前，醫療機構必須先獲得夫妻雙方經公證過的書面同意書。目前根據我國人工生殖法的規定，捐贈精卵者的年齡限制為：男性需在20歲以上但未滿50歲，女性需在20歲以上但未滿40歲。在進行人工生殖的過程中，醫療機構不得按受贈夫妻的要求使用特定捐贈者的生殖細胞。需注意的是，同一捐贈人之生殖細胞，不得同時提供二對以上夫妻使用，並於提供一對夫妻成功懷孕活產後，應即銷毀捐贈之生殖細胞，並停止再捐贈行為。另外捐贈之精卵保存逾10年，亦應銷毀。

此外，為了讓受贈夫妻能事先了解未來子女的可能特質，醫療機構應提供捐贈人的種族、膚色及血型資料，以供受贈夫妻參考，確保雙方同意進行精子受贈行為。目前，受贈精子的流程包括夫妻雙方攜帶身分證明、婚姻關係證明，詳讀受贈精子同意書，親自前往法定公證機構進行公證，使醫療機構能夠取得夫妻雙方經公證過的「精子受贈同意書」。

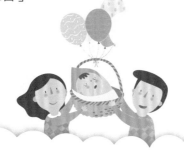

捐精者的愛，如涓涓流水，
滋潤著46XX男性的心靈，愛的歌聲永不止息。

13 認識試管嬰兒懷孕併發症

　　39歲的文玲因為不孕症選擇了試管嬰兒療程，在植入後懷上了三胞胎。在懷孕初期，文玲就常感到異常噁心，飽受晨吐之苦。大約妊娠8週時，醫生確定三胞胎的心跳都正常，這時，文玲的擔心才減輕了一點。

　　醫師對文玲和她的先生解釋說：「試管嬰兒多胞胎比率較高，多胞胎對母體的風險及胎兒的風險也會較高。當懷上三胞胎，有的為了降低母親出現嚴重的併發症而減胎一個，並避免三胞胎易早產的情形。」醫師又對他們說：「文玲是39歲的高齡產婦，可能會面臨較高的妊娠糖尿病和妊娠高血壓等風險。我們需要預防早產兒的發生，同時也要留意高危險妊娠時可能出現的一些併發症。」聽了醫生的說明，文玲決定做減胎手術。

　　懷孕後期，文玲常感到腰酸背痛。在護理師的指導下，她學會了採取舒緩的體位以緩解不適。她也認真地接受產前檢查，以確保雙胞胎兒的健康。歷經10個月的辛苦懷胎，最終，她迎來了一對健康的雙胞胎寶寶。

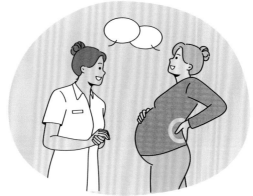

好孕來了！婦產科主治醫師全方位解析男／女不孕及人工生殖＋不孕症中醫調養秘訣

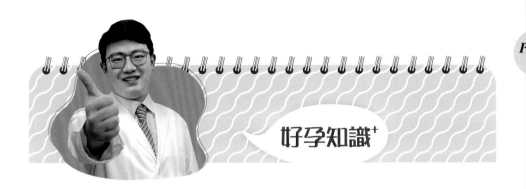

好孕知識⁺

一些文獻報告記載，試管嬰兒療程常見的副作用與併發症有以下情形：

1.打排卵針劑可能會引起的不適： 例如有些噁心、腹脹和頭痛等症狀。

2.卵巢過度刺激症候群（OHSS）： 在卵巢受到排卵藥物刺激後，卵泡過多，加上破卵針的使用，可能導致腹水、腹痛、呼吸困難、尿量減少等症狀。

3.多胞胎妊娠： 多胞胎妊娠增加了孕產婦發生併發症的風險，包括早產、子癇前症、低體重兒和產後出血等等。

4.子宮外孕： 雖然發生機率不高，但若發生，應及早以藥物或手術中止妊娠，以避免對母體造成生命危險。

5.流產： 試管嬰兒懷孕的流產率與自然懷孕相近，原因多與胚胎染色體異常有關，也可能與子宮異常、黃體素不足等因素相關。

6.出血、感染風險： 取卵手術可能會有出血和感染的風險，植入後也可能出現骨盆腔感染的情形。

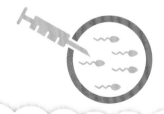

試管嬰兒懷孕的故事，是愛的詩篇。
穿越併發症的荊棘，迎接新生命的誕生。

　　心怡和丈夫結婚以來一直渴求有個可愛的寶寶。然而，長時間的努力都未能讓夫妻倆實現夢想。他們也嘗試過3次的試管嬰兒生殖技術療程，但都無法順利懷孕。朋友介紹他們嘗試中醫的方法，專注於「養精」、「養卵」，希望能增加懷孕的機會。

　　心怡首先接受了一個詳細的中醫檢查，中醫師了解了她的身體狀況和病史，並根據體質幫她制定了一套個人化治療方案，包括飲食調整、針灸治療、適當的運動等等。

　　心怡和丈夫也接受了中醫師的建議，在中醫體質調整、「養精」、「養卵」的過程中，同時與西醫不孕症專家充分配合。經過6個月的努力，心怡終於在第4次試管嬰兒療程中成功懷孕了，10個月後產下一對健康的雙胞胎，這讓夫妻倆非常興奮和感激。

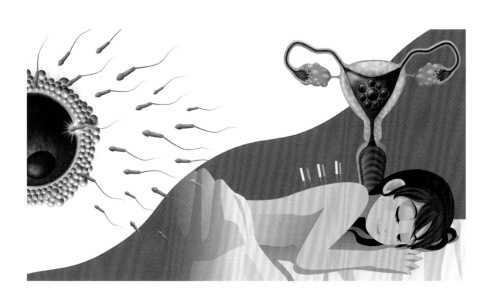

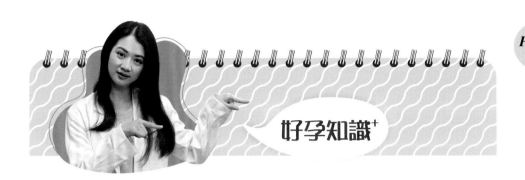

好孕知識⁺

　　有研究指出，在西醫合併中醫治療之後，人工生殖植入後懷孕率提高了，流產率也會下降。有中醫師也認同中西醫合併治療在不孕症患者中的優勢，因為中醫師會更加強調根據患者的體質和病因，來提供更具針對性的中醫治療。

　　在中醫的治療中，中醫師會採取平衡五臟六腑的功能，特別注重補腎經和強化氣血的中藥治療；也會根據患者的辨證結果，量身訂製中藥配方，調養治療並行，以提升患者的身體狀態。

　　針對治療順序，中醫師會在進行人工生殖技術前先進行中醫調理，並強調長期調養的概念，不僅僅是為了應對即將進行的人工生殖程序而已。中醫師也會注重治療的整體性，包括情緒和生活方式的管理。

　　總之，中/西醫師之間的密切合作，在對不孕症患者的治療過程中，能彼此及時溝通與調整。中/西醫師共同制定治療計劃，中醫透過評估體質，配合西醫療程，在不同階段適時輔以中藥，以提升成功懷孕的機會。

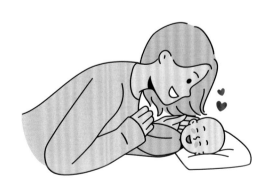

　　小玉已是18歲的大女生，但一直沒來月經，在第一次跟男朋友性交時更是遭遇了困難。小玉去諮詢婦產科醫師，醫生經過骨盆腔檢查及超音波檢查後，發現小玉患有先天無子宮及無上段陰道的情形。

　　醫生向她解釋說：「罹患先天性無子宮/無陰道症候群又稱MRKH氏症候群（Rokitansky Syndrome），患者的卵巢仍會週期性排卵，也有正常的乳房發育及外陰第二性徵，但是因為沒有子宮，所以無法懷孕。」醫生又向她及家人解釋說：「有些無陰道的患者可接受陰道重建，小玉是陰道較短，可以做陰道擴張手術治療。也因為MRKH氏症候群有時會合併腎臟、骨骼發育異常，所以仍需做這些系統的檢查。若是將來想要懷孕生子，可以到國外尋找代理孕母完成心願。」

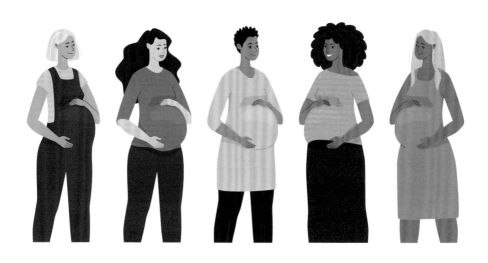

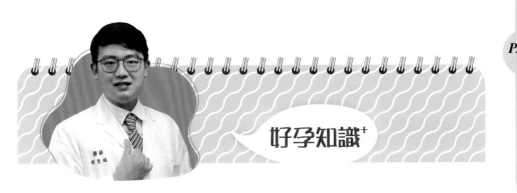

好孕知識+

　　代理孕母就是透過第三方完成妊娠的過程。有研究提出，當女方在醫學上難以懷孕，或因女方懷孕的併發症風險太高而不適合懷孕，或是男同性伴侶希望擁有自己的孩子等，代理孕母成為一個選項。

　　據一些資訊顯示，在美國進行一次代孕試管嬰兒的費用約為1～2萬美元，成功後需支付代理孕母的額外費用，兩者加起來總共約300萬台幣。在代孕的協議中，若代孕是有償的，即以金錢補貼為基礎，被稱為「商業代孕」。而在澳洲、加拿大等一些國家，代孕則以「利他」的方式進行，除了支付代理孕母的基本開銷如食物、必需品等外，不得再收取其他額外的費用。

　　在台灣，代理孕母目前仍未被立法通過，只能到國外尋找代理孕母完成心願。但是，不管取卵療程是在國內或是國外，選擇代理孕母所存在的風險和花費皆高。衛生福利部部長薛瑞元2023年11月8日首度鬆口表態，將提出開放代理孕母的人工生殖法修正草案。雖然有民意支持條件性的開放代理孕母，然而仍有一些人士提出代理孕母有將子宮商品化的種種疑慮。主張在保障女性身體自主權、代理孕母的健康保障與補償、以及代理孕母產下的小孩權益和家庭倫理等問題上，應透過嚴格的法律和契約規範，來保障各方的權益。

　　　　代理孕母，心中擁有愛的力場。
　　為無子宮的夢想，編織奇蹟的新生命。

關鍵文獻（key References）

Aitk,R.J.Notevery sperm is sacred a perspective on male nfertility. *MolHum Reprod.* 2018；24：287-298.

Abhyankar,N.,Kathrins,M.andNiederberger,C.Use of testicular versus ejaculated sperm for intracytoplasmic sperm injection among men with cryptozoospermia：a meta-analysis. Fertil Steril. 2016；105：1469-1475. e1461.

Akande V, TurnerC, HornerP, etal. Impact of Chlamydia trachomatis in the reproductive setting：British fertility society guidelines for practice. Hum Fertil.2010；13(3)：1-18.

Ahmed B.Factors influencing the success rate of IUI.J Women's Health Care.2017；6(5)：402.

Al Chami A, SaridoganE. Endometrial Polyps and subfertility. J Obstet Gynaecol India.2017；67(1)：9-14.

A.M.Mohamed,S.Chouliaras,C.J.Jones,andL.G.Nardo"Live Birth Rate in Fresh and Frozen Embryo Transfer Cycles in Women with Endometriosis"European Journal of Obstertrics & Gynecology and Reproductive Biology. 2011；156：177-80.

A.Seyhan, B.Ata, M.Polat, W.Y.Son, H.Yarali, andM.H.Dahan,"Severe Early Ovarian Hyperstimulation Syndrome Following GnRH Agonist Trgger with the Addu=ition of 1500IU hCG,"Humann Reproduction 2013；28(9)：2522-8.

A.Seyhan, B.Ata, W.Y.Son, M.H.Dahan, and S.L.Tan,"Comparison of Complication Rates and Pain Scores After Transvaginal Ultrasound-Guided Oocyte Pickup Procedures for in Vitro Maturation and in Vitro Fertilization Cycles,"Fertility and Sterility .2014；101：705-9.

Balercia, G.,Buldreghini, E.,Vignini, A.,Tiano, L.,Paggi, F.,Amoroso, S., et al. Coenzyme Q_{10} treatment in infertile men with idiopathic asthenozoospermia：a placebo-controlled, double-blind randomized trial. Fertil Steril.2009；91：1785-1792.

Boulet.S.L., Mehta.A., Kissin.D.M., Warner.L., Kawwass.J.F. and Jamieson.D.J. Trends in use of and reproductive outcomes associated with Intractcytoplasmic sperm ini=jection. JAMA.2015；313：255-263.

Borini,A. et al."Multicenter Observational Study on Slow Cooling Oocyte Cryopreservation : Clinical Outcome."Fertility and Sterility. 2010 ; 94 : 1662-8.

Bradley,L.D. "Indication and Contraindications for Office Hysteroscopy." In Hysteroscopy : Office Evaluation and Management of the Uterine Cavuty, edited by L.D.Bradley and T.Falcone.Philadelphia, PA : Mosby,2009.

Clarke,G.N.Etiology of sperm immunity in women. *Fertil Steril.* 2009 ; 91 : 639-643.

Corona,G., Pizzocaro,A., Lanfranco,F., Garolla,A., Pelliccione,F., Vignozzi,L., et al. KlinefelterItaliaN Group(KING).Sperm recovery and

ICSI outcomes in Klinefelter syndrome : a systematic review and meta-analysis. *HumReprod* Update.2017 ; 23 : 265-275.

Cho MK. Thyroid dysfunction and subfertility. Clin Exp Reprod Med. 2015 ; 42(4) : 131-5.

Cobo,A., Meseguer,J. Remohi and A. Pellicer."Use of Cryo-Banked Oocytes in an Ovum Donation Progeamme : APandomized, Controlled, Controlled, Clinical Trial."Human Reproduction 2010 ; 25 : 2339-46.

Ciray,H.N., Campbell,I.E.Agerholm, J.Aguilar, S.Chamayou, M.Esbert, S.Styed, Time-Lapse User Group."Proposed Guidelines on the Nomenclature and Annotation of Dynamic Human Embryo Monitoring by A Time-Lapse User Group."Human Reproduction.2014 ; 29(12) : 2650-60.

Carney,S.K., S.Das,D.Blake, C.Farquhar, et al."Assisted Hactching on Assisted Conception(in Vitro Fertilisation (IVF) and Intracytoplasmic Sperm Injection(ICSI)."Cochrane Database of Systematic Reviews.2012 ; 12 : CD001894.

Cheong,Y., N.Brook, and N.Macklon."New Concepts in Ovarian Stimulation." In Human-assisted Reproductive Technology,edited by D.K.Gardner, B.R.M.B.Risk, and T.Falcon,55-72.Cambridge : Cambridge University Press,2011

De Brucker, M.andTournaye, H.Factors influencing IUI outcome : maleAge. Intra-Uterine Insemination : Evidence-Based Guidelins for Daily Practice. BocaRaton, FL : CRC Press, Taylor & Francis Group, 2014 ; 35-38.

Dueholm M. Uterine adenomyosis and infertility, rewiew of reproductive outcome after in vitro fertilization and surgery. Acta Obstet Gynecol Scand. 2017 ; 96(6) : 715-26.

De la Chapelle, A., etal. XX sex chromosomes in a human male. *J Int Med.*

1964；175：25-38.

Eliveld,J., vanWely, M.,Meissner, A.,Reepping, S.,van der Veen, F. and Van Pelt, A.M.M. The risk of TESE-induced hypogonadism：a systematic review and meta-analysis. *HumReprod Update.* 2018；24：442-454.

Ebner,T., P.Oppelt, M.Wober, P.Staples, R.B.Mayer, U.Sonnleitner, S.Bulfon-Vogl, I.Gruber, A.E.Haid, and O.Shebl."Treatment with Ca2+Ionophore Improves Embryo Development and Outcome in Caseswith Previous Developmental Problems：A Prospective Multicenter Study."Human Reproduction. 2015；30：97-102.

E.Somigliana, N.Berlanda. L.Berlanda.L. et al.,"Surgical Excision of Endometriomas and Ovarian Reserve：A Systematic Review on Serum Antimullerian Hormone Level Modifications,"Fertility and Sterility. 2012；98：1531.

El-Toukhy T,Campo R,Khalaf Y,Tabanelli C,Gianaroli L,Gordts SS,et al. Hysteroscopy in recurrent in-vitro fertilization failure (TROPHY)：a multicentre, randomized controlled trial Lancet.2016；387：2614-21. ESHRE 2022 Guidelines. http//www.eshre.eu/Guideline/Endometrosis.

Fragouli,E., Alfarawati,S., Spath,K. etal. Morphological and cytogenetic assessment of cleavage and blastocyst stage embryos. *Mol Hum Reprod,* 2014；20(2)：117-126.

Fadini,R., M.B.DalCanto, M.MigniniRenzini, F.Brambilllasca.R.Comi, D.Fumagalli, M.Lain, M.R.Milani, and E.De Ponti."Effect Of Different Gonadotrophin Priming on IVM of Oocytes From Women withNormal Ovaries：A Prospective Randomized Study."Reproductive Biomediccine Online.2009；19：343-51.

Gerkowicz,S.A., Crawford,S.B., Hipp,H.S., Boulet,S.L. and Kissin,D.M. Assisted reproductive technology with donor sperm：national trends and perinatal outcomes. Am J Obstet Gynecol.2018；421.el-421.e10.

Gunasekaran K, PandiyanN. Male Infertility：A Clinical Approach, 1stedition.New York：Springer；2012.

Guan S, Feng Y, Huang Y, Huang J. Progestin-primed ovarian stimulation protocol for patients in assisted reproductive technology：A meta-analysis of randomized controlled trials. Front Endocrinol. 2021；12：702552.

Hickman RA, GordonC. Causes and management of infertility in systemic lupus erythematosus. Rheumatology. 2011；50(9)：1551-8.

H.T.Sharp, S.L.Francis, and A.Alvarez Murphy,"Dignostic and Operaive

Laparoscopy", in J.A.Rock and H.W.Jones,III, Te Linde's Operative Gynecology,10th ed.325-7. Philadelphia, PA ; Lippincott Williams & Wilkins,2011.

Huang W, MolitchME. Evaluation and management of galactrorrhea. Am Fam Physician. 2012 ; 85(11) : 1073-80.

Huff Post.(2015). 30k-60k US sperm and egg donor births per year. 〔online〕 Available form http : //www.huffpost.com/entry/a-call-to-to-stop-using-t_b_8126736 〔Last accessed December,2022.〕

Ishihara O Arce JC ; Japanese Follitropin Delta Phase 3 Trial (STORK) Group. Individualized follitropin delta dosing reduces OHSS risk in Japanese IVF/ICSI patients : A randomized controlled trial. Reprod Biomed Online.2021 ; 42(5) : 909-18.

JirgePR. Poorovaianreserve.J Hum Reprod Sci.2016 ; 9(2) : 63-9. Johansson,L. "Handling Gametes and Embryos : Oocyte Collection and Embryo Culture"In A Practical Guide to Selecting Gametes and Embryos, edited by M.Montag,17-38.Taylor & Francis Group, CRC Press, 2014.

Kirkegaard,K., Hindkjaer,J.J., Ingerslev, H.J., Human embryonic development after blastomere removal : a time-lapse analysis. Hum Reprod. 2012c ; 27(1) : 97-105.

Kirkegaard,K., A.Ahlstrom, H.J.Ingerslev, and T.Hardarson. "Choosing the best embryo by time lapse versus standard morphology." *Fertil Steril.* 2015 ; 103(2) : 323-332.doi : 10.1016/j. fertnstert. 2014.11.003

Kushnir VA and Frattarelli JL Aneuploidy in abortyses following IVF and ICSI.*J Assist Reprod Genet.* 2009 ; 26(2-3) : 93-97.

Kuznetsov L, DworzynskiK, DaviesM, etal. Disgnosis and managementof endometriosis : summary of NICE guidance. BMJ.2017 ; 358 : j3935.

Kovacic,B., V.Vlaisavljevic, and M.Reljic. "Clinical Use of Pentoxifylline for Activation of Immotile Testicular Sperm BeforeICSI in Patients with Azoospermia." Journal of Andrology.2006 ; 27 : 45-52.

Li C, MengCX, ZhaoWH, etal. Risk factors for ectopic pregnancy in Women with planned pregnancy : a casc-control study.Eur J Obstet Gynecol Reprod Biol. 2014 ; 181 : 176-82.

L.Engmann, A.DiLuigi, D.Schmidt, J.Nulsen, D.Maier, and C.Benadiva, "The Use of Gonadotropin-Releasing Hormone(GnRH) Agonist to Induce Oocyte Maturation After Cotreatment with GnRH Antagonist In High-Risk Patients Undergoing in Vitro

Fertilization Prevents The Risk of Ovarian Hyperstimulation Syndrome：A Prospective Randomized Controlled Stuby," Fertility and Sterlity.2008；89：84-91.

Monash University. International evidence-based guideline for The assessment and management of polycystic ovary syndrome 2018.

Mortimer,S.T.,andD.Mortimer.Quality and Risk Management in the IVF Laboratory.Cambridge：Cambridge University Press,2015.

Montag,M., K.S.Pedersen, and N.B.Ramsing."Time Lapse Imaging of Embryo Development：Using Morphokinetic Analysis to Select Viable Embryos." In Culture Media, Solutions ,and Systems in Human ART, edited by P.Quinn,518-36. Cambridge：Cambridge University Press,2014.

Moreta LE, Hanley W, Lee JA, Copperman AB, Stein D. Elevaed Body Mass Index in Donor Oocyte Recipients Dose Not Affect Implantation of Euploid Embryos. J Womens Health(Larchmt).2023；31(9)：1364-8.

Nijs, M.andBoomsma, C.M.Factors influencing IUI outcome：semen preparation techniques. InCohlen, B.J. and Ombelet, W.(eds.)Intra-Uterine Insemination：Evidence-Based Guidelines for Daily Practice. BocaRaton, FL：CRC Press, Taylor & Francis Group,2014；49-54.

National Institute of Health and Care Excellence. Endometriosis：Diagnosis and management. NICE guideline NG73.〔online〕Available from https：//www.nice.org.uk/guidance/ng73〔Last accessed February 2019〕.2017.

Nodine PM, Hastings-Tolsma M.Maternal obesity：improving pregnancy Outcomes. MCN Am J Matern Child Nurs.2012；37(2)：110-5.

Nargund G, DattaAK, Fauser BCJM. Mild stmulation for in vitro fertilization. Fertil Steril.2017；108(4)：558-67.

Nordhoff,V., A.N.Schuring, C.Krallmann, M.Zitzmann, S.Schlatt, L.Kiesel, and S.Kliesch."Optimizing TESE-ICSI Laser-Assisted Selection of Immotile Spermatozoa and Polarization Microscopy for Selection Of Oocytes."Andrology.2013；1：67-74.

N.Kallia, O.Abuzeid, M.Ashraf, and M.Abuzeid,"Role of Hysteroscopy in Diagnosis of Subtle Uterine Anomalies in Patients with Normal Hysterosalpingography, "Fertility and Sterility.2011；96(3) Supplement：S12.

N.Makris, E.Vomvolaki, G.Manatzaris, K.Kalmantis, J.Hatzipappas, and A.Antsaklis,"Role of a Bipolar Resectoscope in Subfertike Women with Submucous Myomas and Menstrual Disorders,"Journal of Obstertrics and Gynaecoology

Research.2007 ; 33(6) : 849-54.

Ola,B., Afnan,M., Sharif,K., etal. Should ICSI be the treatment of choice for all cases of in-vitro conception Considerations of fertilization and embryo development,cost-effectiveness and safety. Hum Reprod. 2001 ; 16 : 2485-2490.

OmbeletW., N.Dhont, A.Thijssen, E.Bosmans, and T.Kruger."Semen Quality and Prediction of IUI Success in Male Subfertiliy : A Systematic Review."Reproductive Biomedicine Online 2014 ; 28 : 300-9.

Preutthipan S, Linasmita V.A prospective comparative study between Hysterosalpingography and hysteroscopy in detection of intrauterine pathology in patients with infertility. J Obstet Gynaecol Res. 2003 ; 29(1) : 33-7.

Practice Committee of the American Society for Reproductive Medicine. Uterine septum : aguideline. Am Soc Reprod Med.2016 ; 106(3) : 530-40.

Purohit P, VigneswaranK. Fibroids and infertility. CurrObster Gynecol Rep.2016 ; 5 : 81-8.

Practice Committee of the ASRM. Comparison of pregnancy rates for Poor responders during IVF with mild ovarian stimulation vs. conventional IVF : aguideline. Fertil Steril.2018 ; 109(6) : 993-9.

Patel DP, ChandrapalJC, Hormone-based treatments in subfertile males. CurrUrol Rep.2016 ; 17(8) : 56.

Pandian,Z., A.Gibree, and S.Bhattacharya."In Vitro Fertilization for Unexplained Subfertility."Cochrane Database of Systematic Review. 2012 ; 4 : CD003357.

P.J.Stahl, D.S.Stember. and M.Goldstrin,"Contemporary Management of Male Infertility." Annual Review of Medicine.2012 ; 63 : 525-40.

Polyzos NP, Popovic-Todorovic B.SAY NO to mild ovarian stimulation for all poor responders : it is time to realize that not all poor responders are the same. Hum Reprod.2020 ; 35(9) : 1964-71.

Ropke,A. and Tuttelmann, F.Mechanisms in endocrinology : aberrations of the X chromosome as cause of male infertility. Eur J Endocrinol. 2017 ; 177 : R249-R259.

Rubio,I., A.Galan, Z.Larreategui, F.Ayerdi, J.Bellver, J.Herrero, and M.Meseguer."Clinical Validation of Embryo Culture and Selection By Morphokinetic Analysis : A Randomized, Controlled Trial of the EmbryoScope." Fertility and Sterility.2014 ; 102(5) : 1287-94.

S.T.Chasen,"Maternal Serum Analyte Screening for Fetal Aneuploidy," Clinical

Obstertrics and Gynecology.2014；57(1)：182-8.

Steinkeler,J.A., C.A.Woodfield, E.Lazarus, and N.N.Hillstrom. "Female Infertility, A Systematic Approach to Radiologic Imaging

And Diagnosis."Radiographics. 2009；29：1353-70.

Scott,L., R.Alvero, M.Leondiris, and B.Miller."The Morphology of Human Pronuclear Embryos Is Positively Related to Blastocyst Development and Implantation. Human Reproduction.2000；15：2394-403.

Said,T.M. and J.A.Land."Effects of Advanced Selection Methods on Sperm Quality and ART Outcome：A Systematic Review."Human Reproduction Update. 2011；17：719-33.

Smith,G.D., J.E.Swain, and T.B.Pool,eds.Embryo *Culture：Methods and Protocols.* Humana Press,Springer Science+Business Media,2012.

Sonal Panchal, NagoriCB. Follicular Monitoring. Donald School Journal of Ultrasound in Obesterics and Gynecology.2012；6(3)：300-12.

Sarvari A, NaderiMM, HeidariM, etal. Effect of environmental risk Factors on human fertility. JReprod Infertil.2010；11(4)：211-25.

Simoni,M. Santi,D., Negri,Negri,L., Hoffmann,I., Muratori,M., Baldi,E.,etal. Treatment with human,recombinant FSH improves sperm DNA fragmentation in idiopathic infertile men depending on the FSH receptor polymorphism p.N680S：a pharmacogenetic study. *Hum Reprod.* 2016；31(9)：1960-1969.

Swee,D.S. and Quinton, R.Managing congenital hypogonadotrophic hypogonadism：a contemporary approach directed at optimizing fertility and long-term outcomes in males. *Therap Adv Endo Metab*〔Internet〕,cited 2019 Aprik 11；10.

Sartorius,G.A. and Nieschlag, E.Paternal age and reproduction. *Hum Reprod Update.* 2010；16：65-79.

Sharma,R,Harlev,A.,Agarwal,A.andEsteves,S.C.Cigarette smoking and semen quality：a new meta-analysis examining the effect of the 2010 World Health Organization laboratory methods for the examination of human semen. *Eur Urol.* 2016；70：635-645.

SiristatideC, SergentanisTN, VogiatziP, KanavidisP, ChreliasC, PapantoniouN, PsaltopoulouT In vitro maturation in women with vs. without polyccystic ovarian syndrome：a systematic review and meta-analysis. *PloS One* 2015；10：e0134696.

Thomsen L, Humaidan P Ovarian hyperstimulation syn-drome in the 21st century : the role of gonadotropin-releasing hormone agonist trigger and kisspeptin. *Current Opinion in Obstetrics Gynecology* 2015 ; 27 : 210-214.

T.W.O.Hamerlynck, V.Dietz, and B.C.Schoot,"Clinical Implementation of the Hysteroscopic Morcellator for Removal of Intrauterine Myoms and Polyps. A Retrospective Descriptive Study,"Gynecological Surgery. 2011 ; 8 : 193-6.

Thessaloniki ESHRE/ASRM-Sponsored PCOS Consensus Workshop Group. Consensus on infertility treatment reated to polycystic ovary syndrome. Hum Reprod.2008 ; 23 : 462-77.

Tso LO, Costello ME, Albuquerque LE, Andriolo RB, Macedo CR. Metformin treatment before and during IVF or ICSI in women with polycystic ovary syndrome. Cochrane Database Syst Rev.2020 ; 12 : CD006105.

Vloberaghs,V., Verheyen,G., Haentjens,P., Goossens,A., Polyzos,N.P. and TournayeH. How successful is TESE-ICSI in couples with non-obstructive azoospermia? *Human Reproduction,* 2015 ; 30(8) : 1790-1796.

Vanlangenhove, P.Contribution to the pathophysiology and treatment Of varicoceles. JBSR.2018 ; 102(1) : 1-14.

Williams RS, Ellis DD, Wilkinson EA, Kramer JM, Datta S, Guzick DS. Factors affecting live birth rates in donor oocytes form commercial egg banks vs. program egg donors : an analysis of 40,485 cycles form the Society for Assisted Reproductive Technology registry in 2016-2018.Fertil Steril. 2022 ; 117(2) : 339-48.

Wong KM, van Wely M, Mol F, Repping S, Mastenbroek S.Fresh versus frozen embryo transfers in assisted reoproduction. Cochrane Database Syst Rev. 2017 ; 3 : CD011184.

Yetunde,I. and Vasiliki,M. Effects of advanced selection methods on sperm quality and ART outcome. Minerva Ginecologica,2013 ; 65(5) : 487-496.

Yaco S, Cadesky K, Casper RF, Low risk of OHSS with follitropin delta use in women with different polycystic ovary syndrome phenotypes : aretrospective case series. J Ovarian Res. 2021 ; 14 : 31.

國家圖書館出版品預行編目資料

好孕來了! 婦產科主治醫師全方位解析男/女不孕及人工生殖+
不孕症中醫調養秘訣 / 周佳謙, 周奎銘, 吳宜芳著. -- 初版. --
新北市: 金塊文化事業有限公司, 2024.02
204 面; 17 x 23 公分. -- (實用生活; 61)
ISBN 978-626-98001-0-0 (平裝)
1.CST: 不孕症 2.CST: 人工生殖 3.CST: 中西醫整合

417.125   113000563

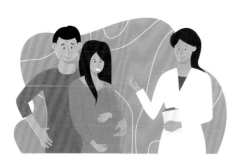

實用生活 61

好孕來了！
——婦產科主治醫師全方位解析男/女不孕
及人工生殖+不孕症中醫調養秘訣

金塊 文化

作　　者：周佳謙、周奎銘、吳宜芳
審　　訂：周天給
發 行 人：王志強
總 編 輯：余素珠
美術編輯：JOHN平面設計工作室

出 版 社：金塊文化事業有限公司
地　　址：新北市新莊區立信三街35巷2號12樓
電　　話：02-2276-8940
傳　　真：02-2276-3425
E - m a i l：nuggetsculture@yahoo.com.tw

匯款銀行：上海商業銀行 新莊分行（總行代號011）
匯款帳號：25102000028053
戶　　名：金塊文化事業有限公司

總 經 銷：創智文化有限公司
電　　話：02-22683489
印　　刷：大亞彩色印刷
初版一刷：2024年3月
定　　價：新台幣380元／港幣127元

ISBN：978-626-98001-0-0（平裝）